常见病
中医调治问答丛书

咽炎
中医调治问答

总主编 尹国有 主编 尹国有 张芳芳

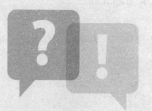

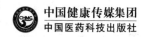

中国健康传媒集团
中国医药科技出版社

内 容 提 要

　　本书是一本中医调治咽炎的科普书，以作者诊治咽炎经验及患者咨询问题为基础，以咽炎的中医治疗调养知识为重点，采用患者针对自己的病情提问题，医生予以解答的形式，系统地介绍了咽炎的防治知识，认真细致地解答了广大咽炎患者可能遇到的各种问题。本书文字通俗易懂，内容科学实用，可作为咽炎患者家庭治疗和自我调养康复的常备用书，也可供临床医务人员和广大群众阅读参考。

图书在版编目（CIP）数据

　　咽炎中医调治问答 / 尹国有，张芳芳主编 . — 北京：中国医药科技出版社，2022.1（2024.9重印）
　（常见病中医调治问答丛书）
　　ISBN 978-7-5214-1834-7

　　Ⅰ . ①咽… 　Ⅱ . ①尹… ②张… 　Ⅲ . ①咽炎—中医治疗法—问题解答 　Ⅳ . ① R276.161.4-44

　　中国版本图书馆 CIP 数据核字（2020）第 155942 号

美术编辑　陈君杞
版式设计　也　在

出版　**中国健康传媒集团** | 中国医药科技出版社
地址　北京市海淀区文慧园北路甲 22 号
邮编　100082
电话　发行：010-62227427　邮购：010-62236938
网址　www.cmstp.com
规格　880×1230mm $\frac{1}{32}$
印张　8 $\frac{5}{8}$
字数　209 千字
版次　2022 年 1 月第 1 版
印次　2024 年 9 月第 2 次印刷
印刷　北京盛通印刷股份有限公司
经销　全国各地新华书店
书号　ISBN 978-7-5214-1834-7
定价　**35.00 元**

获取新书信息、投稿、为图书纠错，请扫码联系我们。

丛书编委会

总主编 尹国有

编　委 （按姓氏笔画排序）

王治英　　王振宇　　朱　磊　　李　广

李合国　　李洪斌　　张占生　　张芳芳

陈丽霞　　陈玲曾　　孟　毅　　饶　洪

徐　颖　　蒋时红　　蔡小平　　魏景梅

本书编委会

主　编　尹国有　张芳芳

编　委（按姓氏笔画排序）

尹淑颖　李亚丽　李洪斌　徐心阔

蔡小平

前　言

人最宝贵的是生命和健康，健康与疾病是全社会都非常关注的问题，健康是人们永恒的追求。返璞归真、回归自然已成为当今的时尚。中医注重疾病的整体调治、非药物治疗和日常保健，有丰富多彩的治疗调养手段，采用中医方法治疗调养疾病，以其独特的方式、显著的疗效和较少的不良反应，深受广大患者的青睐。为了普及医学知识，增强人们的自我保健意识，满足广大读者运用中医方法治疗调养常见病的需求，指导人们建立健康、文明、科学的生活方式，我们组织有关专家、教授，编写了《常见病中医调治问答丛书》。《咽炎中医调治问答》是丛书分册之一。

"咽"是食物和气体的共同通道，素有"咽峡要道"之称，也是食管和呼吸道的守护屏障，在人体中的位置十分重要，所以有"伤其咽，必损其身"之说。咽炎就是指在季节更替、气候变化、环境恶劣等多种因素的作用下，诱发患病机体免疫力低下或功能紊乱所导致的咽部黏膜、黏膜下组织及淋巴组织因感染而继发或后遗的反应性炎症。咽炎是五官科的一种常见病、多发病。临床中，依据咽炎病程的长短和病理改变性质的不同，通常将其分为急性咽炎和慢性咽炎两大类。咽炎虽然不是什么大病，但致使咽部疼痛不适、有异物感等症状，给患者带来肉体和精神上的痛苦，严重者会影响患者的工作、学习和生活。什么是咽炎？引发咽炎的原因有哪些？中医是怎样认识咽炎的？中医治疗咽炎的方法有哪些？……人们对咽炎的疑问实在太多了。

本书以作者诊治咽炎经验及患者咨询问题为基础，以咽炎的中医治疗调养知识为重点，采用患者针对自己的病情提问题，医生予以解答的形式，系统地介绍了咽炎的防治知识，认真细致地解答了广大咽炎患者可能遇到的各种问题。书中从正确认识咽炎开始，首先简要介绍了咽炎的概念、分类、发病原因、临床表现、危害性，以及咽炎的诊断与预防等有关咽炎的基础知识，之后详细阐述了中医辨证治疗、单方验方治疗、中成药治疗，以及针灸、贴敷、拔罐、按摩、雾化吸入、饮食调养、运动锻炼、起居调摄等中医治疗调养咽炎的各种方法。

书中文字通俗易懂，内容科学实用，所选用的治疗和调养方法叙述详尽，可作为咽炎患者家庭治疗和自我调养康复的常备用书，也可供临床医务人员和广大群众阅读参考。需要说明的是，由于疾病是复杂多样、千变万化的，加之咽炎患者个体差异和病情轻重不一，治疗咽炎并不是单纯用"消炎药"这么简单，在应用本书介绍的治疗和调养方法治疗调养咽炎时，一定要先咨询医生，切不可自作主张、生搬硬套地"对号入座"，以免引发不良事件。

在本书的编写过程中，参考了许多公开发表的著作，在此一并向有关作者表示衷心感谢。由于水平有限，书中不当之处在所难免，欢迎广大读者批评指正。

编者

2021年9月

目　录

第一章
正确认识咽炎

第二章
中医治疗咽炎

第三章
自我调养咽炎

第一章
正确认识咽炎

什么是咽炎？怎样预防咽炎？由于缺少医学知识，人们对咽炎的疑问实在太多了，然而在看病时，由于时间所限，医生与患者的沟通往往并不充分，患者常常是该说的话没有说，该问的问题没有问，医生也有很多来不及解释的问题。本章讲解了什么是咽炎、怎样预防咽炎等基础知识，相信对正确认识咽炎有所帮助。

01 什么是咽炎？咽炎是如何分类的？

咨询： 我近1周来总感觉咽部疼痛不舒服，像是有个东西似的，经医院检查诊断为咽炎，正在服药治疗。我知道咽炎是一种常见多发病，听说咽炎还有不同的类型，我要问的是什么是咽炎？咽炎是如何分类的？

解答： 您说得没错，咽炎是一种常见多发病，咽炎还有不同的类型。咽炎是指在季节更替、气候变化、环境恶劣等多种因素的作用下，诱发患病机体免疫力低下或功能紊乱所导致的咽部黏膜、黏膜下组织及淋巴组织因感染而继发或后遗的反应性炎症，属于口咽部的非特异性炎症，常为上呼吸道感染的一部分。咽炎是五官科的一种常见病、多发病，临床中依据病程长短和病理改变性质的不同，将其分为急性咽炎和慢性咽炎两大类。

急性咽炎是咽部黏膜、黏膜下组织的急性炎症，多见于冬春季，可单独发生，也常由急性鼻炎、急性扁桃体炎等蔓延所致。急性咽炎有急性单纯性咽炎、急性水肿性咽炎和急性坏死性咽炎之分，其中尤以急性单纯性咽炎最为常见。急性咽炎之炎症早期可局限于咽部一部分，也可波及整个咽腔。若患者抵抗力差，或引起咽炎的原因不能根除，急性咽炎长期反复发作，咽部的炎症逐渐转变成慢性，则成慢性咽炎。

慢性咽炎是咽部黏膜、黏膜下及其淋巴组织的慢性炎症。

弥漫性炎症常为上呼吸道慢性炎症的一部分，而局限性者则多为咽部淋巴组织的炎症。根据慢性咽炎病理改变的不同，可将其分为慢性单纯性咽炎、慢性增生性咽炎（或称慢性肥厚性咽炎）、慢性干燥性咽炎和慢性萎缩性咽炎 4 种类型。慢性咽炎是一种常见病，多发于中年人，虽然病情并不太重，但其病程较长，症状顽固，反复发作，不易治愈。

02 咽炎有哪些危害？

咨询：我今年 29 岁，这几天不知为什么总感觉咽部干痛，吞咽不利。到医院就诊，经检查诊断为咽炎，医生说咽炎虽然不是什么大病，若不及时治疗，也会给身体造成危害。我想了解一下咽炎有哪些危害？

解答：咽炎虽不是什么大病，但致使咽部疼痛不适、有异物感等，不仅造成咽局部的功能障碍，也可波及邻近器官组织，甚至影响全身其他系统，损害人体健康，给患者带来肉体和精神上的痛苦。

罹患急性咽炎时，除咽痛外，还可出现发热、怕冷、头痛、周身酸痛、食欲差、大便干、口干渴等全身中毒反应。有细菌感染时，血常规检查白细胞总数升高。如果咽痛剧烈，影响吞咽，还会造成机体营养、代谢失调。如果治疗不及时，或反复发作，可转为慢性。若感染向上蔓延，波及耳、鼻，可导致急性鼻炎、鼻窦炎、急性中耳炎等；向下发展，可侵犯喉、气管等下呼吸道，引起急性喉炎、气管炎、支气管炎及肺炎；若致病菌及毒素侵入血液循环，则可引起全身并发症，如急性肾炎、脓毒血症、风湿病等，对身体危害极大。

罹患慢性咽炎者经常感到咽部不适，稍微受凉、劳累，或说话多，较长时间没喝水，便觉得咽痛、灼热加重，咽痒引起阵阵刺激性咳嗽，影响休息。若为干燥性咽炎，则咽干明显，说话和咽唾液也感到费劲，需频频饮水湿润，甚至夜间也需要起床喝几次水，但也只能暂时缓解症状，很快就又感到咽干，有的人吃饭时需用汤水才能将干硬的食物咽下去。有些患者表现为咽部异物感，常做吭喀和吞咽动作，希望能将异物排除，而这些无效的清嗓动作只能加重原有的不适，于是患者怀疑自己咽部、喉咙或食管里长了肿瘤，造成很重的精神负担和压抑感。还有的人由于咽部黏膜增厚，影响呼吸通畅，因而睡眠打鼾。炎性分泌物及细菌停留，可发生口臭，不仅影响别人，患者自己也十分苦恼。

慢性咽炎导致咽部抵抗力下降，遇气候冷、热、干、湿变化时，黏膜的加温、加湿调节作用减弱，纤毛活动和分解吞噬功能不足，细菌和病毒容易在局部停留繁殖，成为慢性感染病灶。因此，这些患者很容易感冒，引起咽炎急性发作。咽部的感染炎症波及其他系统，可以并发慢性喉炎、慢性气管炎及支气管炎、肾炎、心脏病等，长期炎性分泌物被咽入胃中，还可引起消化不良、食管炎、胃炎、肠炎等，毒素吸收可造成头晕、头痛、疲乏、精力减退、消瘦、低热等全身反应。

尽管咽炎算不上什么大病、重病，但因其发病率高，容易被轻视等原因，往往会影响身体健康和人们正常的工作、生活，所以不论患了急性咽炎还是慢性咽炎，都应该及早到医院检查，并积极配合治疗。

03 什么是急性咽炎？急性咽炎的发病原因有哪些？

咨询： 我前几天开始总感觉喉咙热热的、很干，即使喝水也无济于事，之后出现喉咙疼痛，而且疼痛变得严重起来。到医院就诊，医生说是急性咽炎。麻烦您讲一讲**什么是急性咽炎？急性咽炎的发病原因有哪些？**

解答： 急性咽炎是咽部黏膜、黏膜下组织的急性炎症，咽部淋巴组织也常被累及，可单独发生，也常继发于急性鼻炎、急性扁桃体炎。急性咽炎多发于冬春季，炎症早期可局限于咽部某一部分，随病情的进展，整个咽腔常可受累，同时也常为全身疾病的局部表现，或是急性传染病之前驱症状。

急性咽炎发病很急，开始时只是觉得喉咙热热的、很干，即使不停地喝水也无济于事，之后喉咙疼痛，而且疼痛渐渐变得严重，吞咽口水时咽痛往往比吃饭时更为明显，疼痛可放射到耳部，大多数患者没有其他不适症状，偶尔可有发热、头痛、四肢酸痛等。如果是脓毒性咽炎，则全身及局部症状都较严重，如炎症扩散到喉部，则有咳嗽和声音嘶哑，严重时还可引起中耳炎、鼻炎、鼻窦炎、喉炎、气管炎、支气管炎、肺炎等。

急性咽炎的发生主要与病毒、细菌感染以及所处的环境变化及自身免疫力突然降低有关。正常人的咽部犹如一个微型小

5 ◇

环境，除了大家熟悉的黏膜、肌肉、血管、神经等组织外，还寄生着一定数量的细菌、病毒等微生物，只不过与宿主机体处于动态平衡状态而不引发疾病而已。当人体因过度劳累、饥寒侵扰或周围环境剧烈变化等因素作用而导致机体免疫力迅速下降，影响了咽部微环境平衡时，或者外侵的病原微生物数量和毒力都显著优势于局部抵抗力而导致咽部正常微生物菌群失衡，以至弱肉强食时，就会在咽部诱发急性炎症反应，即急性咽炎。

日常生活中，能引发急性咽炎的病因多种多样，归纳起来主要有病毒感染、细菌感染以及物理和化学因素的影响等。病毒感染约占80%的病例，以柯萨奇病毒、腺病毒、副流感病毒多见，鼻病毒及流感病毒也较为常见，常因飞沫和密切接触患者而被传染。细菌感染以链球菌、葡萄球菌及肺炎链球菌多见，其中以A组乙型链球菌感染者最为严重，可导致远处器官的化脓性病变，称之为急性脓毒性咽炎。物理和化学因素的影响包括接触高温、粉尘、烟雾、刺激性气体，气候的突然变化（比如秋冬和冬春交界季节），以及吸烟、饮酒、嗜食辛辣刺激性食物等。此外，受凉、疲劳以及抵抗力下降等也均为急性咽炎的诱发因素。

04 哪些人容易患急性咽炎?

咨询: 我平时饮酒较多,最近几天总感觉咽喉部疼痛不舒服,到医院就诊,医生说是急性咽炎。我朋友刘某患有慢性鼻炎,前些天也患急性咽炎了。听说有些人容易患急性咽炎,我想知道到底**哪些人容易患急性咽炎?**

解答: 急性咽炎是一种非常多见的上呼吸道急性炎症,常由伤风感冒引起,几乎每个人的一生中都有过该病的体验,只不过有的人病势轻些,有的人病势重些,有的人时常得,有的人不常患而已。容易患急性咽炎的人在医学上叫急性咽炎的高危人群,这些人应作为重点预防对象。通常认为以下几种情况的人容易患急性咽炎,乃急性咽炎的高危人群。

(1)平素即患有慢性咽炎、慢性扁桃体炎、慢性鼻炎、慢性鼻窦炎或慢性中耳炎等疾病的人,由于这些病变器官都同处于一个管腔通道系统,大多数都为呼吸道上皮所覆盖,而且基本上都居于咽之上游,其炎性病变直接蔓延或炎性产物向咽部方向引流的结果,可以直接诱发咽部黏膜炎性反应性病变,或因频繁持续的劣性病理刺激,导致咽壁黏膜抵抗力下降而进入易感状态,一遇不良因素刺激就容易诱发急性咽炎。

(2)患有甲状腺疾病、胃肠炎或胃肠功能紊乱、肾病、月经不调、贫血、肿瘤等慢性全身性疾病的人,或存在内分泌失调的人,因全身抵抗力减弱和内分泌激素水平的异常改变,在寒冷刺激、疲劳等诱发因素的作用下，容易发生急性咽炎。

（3）经常处于过度疲劳状态，长期精神过度紧张或压抑，或过度嗜好吸烟、饮酒的人，容易患急性咽炎。

（4）有害的刺激性化学气体或高密度粉尘频繁接触者，如水泥、制革、羽毛、烟草、化工等行业的工人，容易罹患急性咽炎。

（5）平时缺乏锻炼，以至于身体状况虚弱，或工作、生活环境差，环境适应能力差的人，也是急性咽炎的易患人群。

05 什么是慢性咽炎？常见的发病病因有哪些？

咨询：我今年 36 岁，最近总感觉咽喉部干痒不舒服，到医院就诊，经检查诊断为慢性咽炎。我听说过慢性咽炎，至于什么是慢性咽炎就不太清楚了，请您告诉我什么是慢性咽炎？常见的发病病因有哪些？

解答：慢性咽炎是指以咽部灼热干痛、咽痒、咽部刺激或异物梗塞感等各种咽部不适症状为主诉的咽部黏膜、黏膜下组织以及咽壁淋巴组织的弥漫性非特异性炎症状态，常伴有鼻炎、鼻窦炎等其他上呼吸道慢性疾病，是一种十分常见的咽部疾病。

引发慢性咽炎的病因较多而且复杂，一般认为多半是由咽部急性炎症反复发作，逐渐演变而来的。将引发慢性咽炎的病因归纳起来，可概括为外界刺激因素、局部因素以及全身因素3个方面。

（1）外界因素：外界刺激因素的持续性作用在慢性咽炎的发病中占有重要地位。如长期嗜酒、吸烟以及嗜食辛辣刺激性食物；工作环境污染，长期接触粉尘、化学气体等有害物质的刺激；生活地域气候寒冷、过度干燥；职业因素，如发声方法不正确或用嗓过度等。

（2）局部因素：局部或病变邻近病灶的长期刺激作用是慢性咽炎发病中不可忽视的因素。如急性咽炎反复频繁发作，咽炎急性发作期治疗不彻底或治疗不及时；邻近器官慢性病灶如慢性鼻炎、慢性鼻窦炎、慢性扁桃体炎、牙龈炎、龋病、慢性中耳炎等病程中，由于慢性炎症的直接蔓延，或炎性分泌物引流入咽部而形成的长期刺激，可以直接或间接诱发慢性咽炎；或因慢性鼻病造成鼻通气困难而经常口呼吸，未经鼻腔黏膜调节过滤而吸入的空气对咽壁黏膜产生持续性的不良刺激，也可在咽部引发慢性炎症。

（3）全身因素：全身因素的影响也是诱发慢性咽炎的一个方面。如慢性过度疲劳状态、长期精神紧张或抑郁状态，都会造成机体免疫功能，特别是咽壁黏膜局部免疫力下降；长期生活不规律，具有特异性体质如过敏体质的人，可能存在不同程度的咽壁黏膜神经血管反应性异常；全身性慢性疾病，如贫血、糖尿病、便秘、心脏病、肾炎、肝硬化、甲状腺功能亢进等，亦常常引起咽壁黏膜局部微循环障碍与神经血管反应性异常。这类全身不良因素的影响，为咽壁黏膜慢性炎症的发生以及其神经血管感受器的不良感受与异常反射效应奠定了病理基础。

06 为什么咽炎高发于办公一族？

咨询： 我从事文秘工作，整天坐在办公室，患有咽炎，我的同学宋某也是整天在办公室，同样也患有咽炎。似乎坐办公室的人就容易患咽炎，问了几位朋友也都有相似的看法，我想咨询一下为什么咽炎高发于办公一族？

解答： 这里首先告诉您，办公一族确实是咽炎的高发人群。大部分坐办公室的白领们都患有不同程度的"办公病"，其中咽炎名列榜首。这是因为办公室内外的温差大，室内空气质量差，容易诱发咽炎。白领们大部分在装有中央空调的写字楼内办公，空调房间封闭或极少开窗通风，室内空气流动性差、干燥，室内温度、湿度适合病菌的生存、繁衍。闷在这样密不透风的办公室里，容易感染微生物引发咽炎、扁桃体炎等。开会时，很多人挤在狭小的会议室，再加上吸烟者吞云吐雾，吸烟和被动吸烟都很容易诱发咽炎。如果办公室刚经过装修，各种挥发性气体如油漆味也会刺激咽喉。长时间面对电脑可诱发颈椎问题，如果颈椎骨质增生，压迫神经也会间接引起咽部不适。办公一族的生活节奏快，工作压力大，人际关系复杂，长期疲劳、精神紧张、体育锻炼少，缺乏足够的睡眠休息或晚睡迟起，正常的生活规律被打破，还有的人因各种原因终日闷闷不乐，脾气急躁，这些因素都会影响体内的正常调节机制，导致免疫力降低。免疫力低下时，人体血液中的淋巴细胞可能相对减少或功能不足，细菌易乘虚而入。加之生活方式不规律，极易打破身体常驻菌的平衡，咽部受到细菌的感染而引发咽炎。白领们应酬多、夜生活丰富，也会导致咽炎。因工作需要，白领精英们常出入一些社交场所，男士们在酒精与香烟的"围攻"下，咽喉"失守"，而女性白领往往衣着"清凉"，再加上烟雾的"熏陶"，也会导致咽炎频发。

07 为什么慢性咽炎常于慢性鼻炎、慢性扁桃体炎前后发病？

咨询：我患有慢性鼻炎，最近总感觉咽喉部干痒不舒服，经检查医生说是患有慢性咽炎，听说慢性咽炎常于慢性鼻炎、慢性扁桃体炎的前后发病，我想不通。我要问的是**为什么慢性咽炎常于慢性鼻炎、慢性扁桃体炎前后发病？**

解答：许多朋友在咽喉部不舒服时，起初是单一的扁桃体炎，因没有及时治疗，后来就转为慢性扁桃体炎和慢性咽炎。还有的朋友咽部作痒微痛，常有黏稠分泌物附着于咽后壁，不易清除，经常"吭""喀"作声，医生除诊断为慢性咽炎外，还诊断患有慢性鼻炎等疾病。为何慢性咽炎常与慢性鼻炎、慢性扁桃体炎等疾病结伴而行呢？这还得从咽、扁桃体的结构说起。

咽不是一个封闭的器官，分别通过鼻后孔与鼻腔相通，通过咽峡与口腔相通，当鼻腔、鼻窦、口腔、牙龈和扁桃体等器官出现急性、慢性炎症时，炎症会沿着黏膜、黏膜下组织、局部淋巴和血液循环侵犯到咽部，引起咽部炎症。

由于扁桃体有多个深浅不一的隐窝，细菌易存留繁殖，因而扁桃体很容易发炎。当其反复感染，或自身免疫的作用，可迁延成为慢性炎症，慢性扁桃体炎和鼻炎等疾病分泌的炎性物质顺流到咽部，长期刺激咽部引发慢性咽炎。又由于鼻腔黏膜呼吸区内含有丰富的血管和腺体，分泌的黏液含有大量的溶菌酶，对外界空气具有加温、加湿和过滤作用，鼻呼吸可以保护呼吸通道免遭外界因素损害，当鼻部疾病使鼻呼吸受阻，被迫张口呼吸，久而久之，干燥的空气会直接损害咽部黏膜，诱发慢性咽炎。

一般情况下，只要有慢性扁桃体炎就一定有慢性咽炎，两者相互影响，形成恶性循环。此时首先要治疗慢性扁桃体炎，同时对鼻腔、鼻窦和口腔疾病要早检查、早治疗，可达到防治慢性咽炎的目的。

08 哪些不良的生活习惯容易引起咽炎？

咨询：我有近二十年的烟龄，患有咽炎，医生说我的咽炎是吸烟引起的，让我戒烟。听说除了吸烟，饮酒、吃辛辣刺激性食物等不良的生活习惯也容易引起咽炎，我想进一步了解一下。请问哪些不良的生活习惯容易引起咽炎？

解答：咽炎的发生的确与不良的生活习惯密切相关，长期吸烟、饮酒、饮食不调、生活不规律等，都是容易引起咽炎的不良生活习惯。

（1）长期吸烟：在导致慢性咽炎的不良生活习惯中，首当其冲的就是吸烟。长期吸烟可使支气管黏膜的纤毛受损、变短，影响纤毛的清除功能，破坏了咽部的内环境，降低了局部的防御功能。此外，吸烟使黏膜下腺体增生、肥大、黏液分泌增多以及呼吸道微生态失调，细菌、灰尘易积聚咽部和支气管，增加感染的风险。

（2）饮食不调：饮食不调，饥一顿饱一顿，或暴饮暴食，使胃肠道的功能紊乱，影响了消化吸收，造成体质衰弱，容易感冒而引发慢性咽炎。偏食各种肉类和油煎食物，不吃蔬菜，或害怕发胖只吃蔬菜和少量谷物面食，长期下去，可导致体内营养失去平衡，维生素、蛋白质等成分缺乏，体质下降，则慢性咽炎易于发生。喜欢吃过热、过冷或辛辣刺激的食物，或嗜饮烈酒、浓茶，使咽部黏膜经常处于充血状态，不仅可加重咽部不适症状，还容易诱发慢性咽炎。进食过快，食物未经细嚼就吞咽，粗糙的食团使咽部负担加重，炎症难以消除，并容易被混杂在食物中的异物（如鱼刺、骨头等）扎破黏膜，引发或加重炎症。

（3）生活不规律：现代人的生活节奏加快，人际关系复杂，经常处于疲劳、精神紧张状态，体育锻炼的机会减少，缺乏充足的睡眠休息，或晚睡迟起，生活规律紊乱，还有的人因各种原因而终日闷闷不乐、脾气急躁，这些因素都会破坏体内的正常调节机制，使身体抗病能力减弱，易受外界致病因素的侵袭，使咽部发生炎症，或迁延难愈，病情加重。

此外，习惯性的张口呼吸，或不由自主地"吭""喀"干咳，都会加重咽部黏膜的炎症，对慢性咽炎的治疗康复不利。

09 为什么慢性咽炎偏爱交通警察？

咨询：我今年33岁，是一名交通警察，患有慢性咽炎，我的同事任某和我一样长期在路口执勤，也患有慢性咽炎。听医生说交通警察容易患慢性咽炎，我想了解一下为什么慢性咽炎偏爱交通警察？

解答：医生说得没错，慢性咽炎确实偏爱交通警察。随着社会经济的快速发展，机动车保有量呈直线上升，机动车尾气排放已成为大气污染的主要来源，雾霾天气在城市日渐增多。机动车尾气排放的污染物成分复杂，一般为气体和颗粒物两大类，其中对人体危害最大的是一氧化碳、碳氢化合物、氮氧化合物等。

交通警察长期在路口执勤，空气中飘浮的灰尘无孔不入，长期生活在这样的环境中，这些物质大量钻入人体鼻腔，当鼻腔里鼻毛来不及清扫灰尘时，灰尘会黏附于咽部和支气管。同时，汽车尾气中的碳氢化合物和氮氧化合物在阳光作用下发生化学反应，生成臭氧，臭氧与大气中的其他成分结合形成光化学烟雾，光化学烟雾直接刺激人的眼睛，而引起眼结膜充血，刺激咽部诱发咽炎。在一些交通要道处，出现雾霾天气的概率较其他地方明显为多，此时空气流动缓慢，空气中有害细菌和病毒向周围扩散的速度也随之变慢，单位面积的空气中含有的细菌和病毒浓度增高，人体与外界相通的咽部随时有被细菌、病毒感染的危险。另外，交通警察由于值勤的需要，常常是上岗时少喝水甚至不喝水，加之讲话较多，这些因素也容易引发咽炎。

10 为什么慢性咽炎青睐教师和歌手等职业用嗓者？

咨询： 我是小学教师，患有慢性咽炎，我朋友智某在少年宫教音乐，也患有慢性咽炎。我知道慢性咽炎青睐教师和歌手等职业用嗓者，但不清楚其中的道理。麻烦您讲一讲为什么慢性咽炎青睐教师和歌手等职业用嗓者？

解答： 慢性咽炎是十分常见的一种咽部慢性疾病，在人的一生中，绝大多数都有过罹患慢性咽炎的病史或正被慢性咽炎所困扰。慢性咽炎虽不是什么大病，但会引起咽部疼痛不适、有异物感等，并且其病程较长，症状顽固，不易消除，给患者带来肉体和精神上的痛苦，严重影响着患者的工作、学习和生活。

每个人都可能患慢性咽炎，但概率是不同的。在医院五官科门诊中，10 个慢性咽炎患者中近八成都是教师。多数歌手也有咽炎。为什么慢性咽炎青睐教师和歌手，尤其是教师呢？这与他们的职业密切相关。教师教书育人、传道授业和解惑都离不开"言传"和"身教"，职业因素使教师上课时不停地说话。目前，中小学一个班的学生通常多达60~70人，甚至更多，小声讲课影响授课效果，为此教师嗓子发音强度过大，过度用嗓使咽部黏膜在强气流、高负荷冲击下容易引起黏膜充血肿胀，进而出现咽部疼痛不适、有异物感等症状。女教师在月经生理周期也无法避免少说话，这也是促发慢性咽炎的因素之一。另外，教师每天都必须跟大量的粉笔浮尘打交道，吸入过多的粉笔灰尘会损伤咽部黏膜上皮细胞和腺体，从而破坏了咽部黏膜的局部防御功能，教师理所当然地成为慢性咽炎的好发者。

歌手因职业因素，需要每天练声、唱歌，加上忙于专辑录制、参加各地演出活动，很容易过度用嗓，使嗓子疲惫不堪。如果繁忙的工作期正好赶在夏季或冬季，那么长期待在密闭的空调房间里，将使咽喉部黏膜干燥，稍不留意就很容易患上慢性咽炎。

11 乔迁新居容易患慢性咽炎是怎么回事？

咨询：我今年购买了新房，经过装修、添置家具等，总算住进新房了，高兴劲还没过，新的问题又来了。我总感觉咽喉部干痒不舒服，经检查医生说是慢性咽炎，与乔迁新居有关。我想知道**乔迁新居容易患慢性咽炎是怎么回事？**

解答：随着人们生活水平的提高，居住条件的不断改善，乔迁新居者屡见不鲜，然而不可否认的是，随之而来出现咽部痒痛不适、干咳等症状者也日渐增多，乔迁新居容易患慢性咽炎已是不争的事实。那么乔迁新居容易患慢性咽炎是怎么回事呢？

随着现代建筑的发展，人们对建筑室内的装饰、陈设要求越来越高，但随之而来的室内环境污染越来越严重。有的人搬入新房不久，虽然不吸烟，也很少接触吸烟环境，却经常感到嗓子不舒服，干咳，有异物感，以为是患了伤风感冒而不以为然，结果嗓子越来越干燥，甚至还有的人咳嗽频繁时出现小便失禁，这些都是室内空气污染所致的咽炎的症状。

全球近一半的人处于室内污染中，慢性咽炎就是室内环境污染引起的呼吸道疾病之一。新装修房子里的空气中存在500多种挥发性有机物，其中甲醛和总挥发性有机物是家庭室内装修的主要空气污染物，装饰材料所使用的胶合剂和板材中残留的甲醛会逐渐向周围环境释放。甲醛有很强的刺激性，与鼻、眼和咽部黏膜直接接触，在一定的温度、湿度下可引起眼、鼻和咽部的刺激症状，有的出现流泪、鼻塞和打喷嚏，有的出现咽干、干咳等咽炎症状。有研究表明，甲醛还可使体液免疫增强，促使发生过敏反应。室内装修致使空气污染，空气污染给上呼吸道造成不良刺激，大大增加了罹患慢性咽炎的可能性。

因此，乔迁新居者要小心慢性咽炎"惹"上您。当您出现咽部不适、干咳等症状时，考虑是否是室内空气污染所致，治疗时要寻找过敏源，注意开窗通风，必要时请相关部门进行室内空气质量检测。对此类咽炎患者，在常规治疗咽炎的基础上，可适当加用抗过敏药和镇咳药。

12 为什么冬季容易患慢性咽炎？

咨询： 今年冬季特别冷，尽管我比较注意防寒保暖，还是感冒了，经治疗感冒是好了，又出现了慢性咽炎。我同学老刘半月前也患了慢性咽炎，听说冬季容易患慢性咽炎，我将信将疑。请问为什么冬季容易患慢性咽炎？

解答： 感冒是一种常见的上呼吸道感染性疾病，一年四季均可发生，但尤以冬季为多。在冬季的感冒患者中，很多会转为慢性咽炎。为什么在冬季容易患慢性咽炎呢？

我们知道，环境温度随四季和昼夜变化着，而人体温度能稳定在一定范围内，主要是通过皮肤、黏膜、血管的收缩与扩张来调节的。在炎热的夏天，血管扩张散热，在寒冷的冬季，血管收缩减少散热。其中，人体的鼻腔和咽部血管对环境非常敏感。在冬季，鼻、咽部血管遇冷收缩，局部血流量相应减少，这样使抵抗细菌侵袭的白细胞数目也相应减少，结果导致鼻、咽部抵抗力下降。如果人们外出不采取防冻保暖措施，那么与外界相通的咽喉部容易遭受细菌、病毒等病原微生物的侵袭，引发咽喉肿痛。

另外，冬季门窗紧闭和室内暖气开放，这些都使室内空气异常干燥，干燥的空气影响了鼻、咽部黏液正常分泌和纤毛蠕动性，使鼻、咽部对空气清洁和湿润的能力下降，也就是说干燥的空气直接刺激和损害了咽部黏膜。而且由于冬季寒冷，人们为了温中驱寒，经常食用羊肉、狗肉和辛辣食物，这些食物易使人上火，如果本身患有伤风感冒，再食用此类食物会火上浇油，使感冒久拖不愈而转为慢性咽炎。

13 为什么吸烟者容易患慢性咽炎？

咨询： 我今年28岁，有近十年的烟龄，近段时间总感觉咽喉部干痒不舒服，像是有个东西。到医院就诊，经检查诊断为慢性咽炎，医生说吸烟者容易患慢性咽炎，让我戒烟。麻烦您告诉我为什么吸烟者容易患慢性咽炎？

解答： 医生让您戒烟是十分必要的。当我们拿起香烟时，会发现在烟盒上都印有"吸烟危害健康"的警告，吸烟的危害性是显而易见的，吸烟者确实容易患慢性咽炎。

吸烟与慢性咽炎的发病密切相关，是慢性咽炎最主要的致病因素之一。咽部是一个开放性器官，是呼吸和消化共同的通道，正常情况下，每个人的咽部都驻扎着多种细菌、病毒和尘埃，但它们能与人体相安无事，这主要得益于咽部内环境的稳定。咽部黏膜层大量的腺体和杯状细胞能分泌黏膜保护剂，呼吸道支气管黏膜上还有许多纤毛，能及时清除灰尘。可以说腺体分泌的黏液和纤毛的运动以及局部淋巴组织是咽部自我保护的重要因子。

现代研究证实，烟草中含有的尼古丁是使吸烟者成瘾的物质，吸烟的烟雾中可以分离出3000~4000种有害成分，主要为焦油、尼古丁、一氧化碳、一氧化痰、氢氰酸和丙烯醛等。烟草中的尼古丁会降低免疫细胞寻找并消灭细菌的能力，长期吸烟可促使隐藏于咽部的细菌兴风作浪，引起咽炎。同时，香烟中的醛类可直接刺激咽部，引起黏膜下腺体增生、肥大，出现咽部异物感。此外，如果鼻毛和黏膜纤毛长期暴露在香烟的烟雾中，鼻毛、纤毛将会受损、变短，影响鼻毛和纤毛的清除功能，这样黏液以及细菌、灰尘易积聚咽部和支气管，增加感染的风险。

长期吸烟破坏了咽部的内环境，降低了局部的防御功能，使咽部炎症久治难愈，形成慢性咽炎。同样，被动吸烟者其咽喉受到的刺激和吸烟者几乎是一样的，也承担着患病的风险。慢性咽炎患者戒烟以后，其咽部干痒、疼痛不适、有异物感等症状能得到不同程度的减轻。广泛宣传吸烟的危害，提倡戒烟，对于防治慢性咽炎是非常重要的。

14 为什么喜好吃辛辣食物者容易患慢性咽炎？

咨询：我平时喜欢吃辣椒、大蒜，患有慢性咽炎，吃了不少中药、西药，效果都不太好。医生说喜好吃辛辣食物者容易患慢性咽炎，我的慢性咽炎就是吃辣椒、大蒜造成的。我要问的是为什么喜好吃辛辣食物者容易患慢性咽炎？

解答：我们时常可以听到，"某某患有慢性咽炎，是因为他喜欢吃辛辣食物引起的""某某因吃辣椒，咽部哽噎不舒服又重了""某某因喜好吃辛辣食物，患慢性咽炎已经多年了"。似乎辛辣食物与慢性咽炎有密切的关系，那么为什么喜好吃辛辣食物者容易患慢性咽炎呢？

辛辣食物包括辣椒、大葱、生姜、干姜、大蒜、茴香、胡椒等，是我们烹调美味佳肴不可缺少的调味品。适当选用辛辣食物食用，可增进食欲，也有助于血液循环，同时诸如大葱、生姜、干姜、茴香等均属药食两用之品，还有散寒镇痛和理气和中等功效，适当食用确实对身体是有益的。但任何事情都有两面性，比如辛辣食物中的辣椒，可以说是许多人爱吃的食物，有的人甚至"无辣不饭"，但常吃辣椒可引发诸多不适，也容易罹患慢性咽炎、胃痛、痔疮等。虚寒体质者适当食用辛辣食物是十分有益的，日常生活中为了改善口味、增进食欲，也宜适当吃一些辛辣食物，但长期嗜食辛辣食物会损伤脾胃，使脾胃运化失常，水湿停聚为痰，凝结咽喉，出现咽喉部不适、有异物感等，同时饮食过于辛辣，易致肺胃蕴热，上蒸咽喉，出现咽部干痒、疼痛不适等。

辛辣食物不仅容易促使内热虚火上炎于咽喉，出现咽喉炎，同时辛辣食物具有"发散"作用，如果过多食用，容易耗气，长期耗气会出现气虚，降低人体免疫力，隐藏在咽喉部的细菌会乘虚而入，滋生咽喉部疼痛，出现咽部肿痛等不适的感觉。尽管辛辣食物能给我们带来美味，但要注意不是所有的人都适合选用辛辣食物，当我们出现便秘、口干咽燥和舌质发红等热证时，如果再食用辛辣食物，就会"火上浇油"。

喜好吃辛辣食物者确实容易患慢性咽炎，如果生活环境空气很干燥，又是职业用嗓者，要想远离慢性咽炎，一定要注意节制辛辣食物，否则慢性咽炎定会光顾您。

15 急性咽炎有怎样的临床表现？有哪些并发症？

咨询： 我女儿最近总感觉咽喉部疼痛不舒服，到医院就诊，经检查诊断为急性咽炎。听说急性咽炎的临床表现是多种多样的，如果不及时治疗还容易出现并发症，我要问的是急性咽炎有怎样的临床表现？有哪些并发症？

解答： 正像您听说的那样，急性咽炎的临床表现确实是多种多样的，如果不及时治疗还容易出现并发症。急性咽炎起病较急，初起时自觉咽部干燥、灼热，继而出现咽部疼痛，吞咽唾液时的咽痛感觉往往比进食时更为明显，因而常常称为所谓的"空咽痛"，这是急性咽炎咽部疼痛的重要临床特征之一，可以作为与其他感染性咽部疼痛，特别是急性扁桃体炎的重要症状鉴别诊断依据之一。急性咽炎的全身症状一般都比较轻，但因年龄大小、机体免疫力水平以及病毒、细菌毒力之不同而表现程度不一，可有发热、头痛、食欲缺乏和四肢酸痛等表现。如为脓毒性咽炎，则全身及局部症状都较严重，感染性炎症病变侵及喉部，则可出现咳嗽和声音嘶哑。

作为上呼吸道感染的一部分，急性咽炎的主要体征通常表现于口咽及鼻咽黏膜。行咽部检查时，可见口咽及鼻咽黏膜弥漫性充血水肿，腭咽弓、腭垂可能出现轻度水肿，咽后壁淋巴滤泡和咽侧索红肿，表面可能有白色点状渗出物，或伴有颌下淋巴结肿大及压痛。继发有细菌感染者，可在淋巴滤泡中央黏膜下出现黄白色点状外观表现。病变广泛而且严重者，可能累及会厌及杓状会厌襞，导致局部水肿的发生。在急性咽炎病程中，扁桃体也可能受到一定程度的波及，出现扁桃体黏膜的卡他性炎症反应，但是扁桃体的病理表现仅仅是反应性改变而已，不会成为弥漫性咽部急性充血性反应的中心部位，一般都会较咽壁膜的充血程度为轻，因而不难与急性扁桃体炎相鉴别。

急性咽炎如果治疗不及时，或反复发作，可转为慢性咽炎。因咽毗邻咽鼓管、鼻腔、鼻窦、喉、气管、支气管，急性咽炎可引起上述部位的病变，如出现中耳炎、鼻窦炎、鼻炎、喉炎、气管和支气管炎以及肺炎等。若致病菌及其毒素侵入血液循环，可引起远处器官的炎症性病变，如急性肾炎、脓毒血症、风湿热等，还可造成头晕、头痛、疲乏、精力减退、消瘦、低热等全身反应。炎性分泌物长期被咽入胃中，可引起消化不良、食管炎、胃炎、肠炎等。

16 急性扁桃体炎与急性咽炎有什么关系？

咨询： 我儿子今年13岁，这两天总感觉咽喉部疼痛，吞咽唾液时更是明显。医生说是急性扁桃体炎，同时还有急性咽炎。听说急性扁桃体炎与急性咽炎有一定关系，麻烦您讲一讲急性扁桃体炎与急性咽炎有什么关系？

解答： 扁桃体是分布在咽部各处的较大淋巴组织，是抵御和消灭从口、鼻而入的病原微生物的重要防线。扁桃体有5种，其中体积最大、最有代表性的是位于口咽两侧的腭扁桃体，通常人们所说的扁桃体炎就是指腭扁桃体的非特异性炎症。

扁桃体炎和咽炎是临床医学根据不同病理改变和解剖部位而分类的两种病，但实际上两者常同时存在，且互相影响。一般来讲，如果以咽壁黏膜各层炎症为主，称为咽炎；如果以扁桃体的黏膜、隐窝、实质或滤泡炎症为主，称作扁桃体炎。

急性扁桃体炎与急性咽炎在大多数情况下是紧密相关联的，二者病因都是病毒或细菌感染，疲劳、受冷、吸烟饮酒过度是常见诱因。患者的局部症状也基本相同，如咽干、灼热、咽痛，吞咽时加重，有时牵引耳痛，干咳，下颌角淋巴结肿痛，可伴发热、周身不适、头痛、食欲差、大便干燥等症状。急性咽炎的全身症状一般较轻，急性扁桃体炎的全身症状则往往较重。检查时若见到扁桃体充血、肿大，甚至有黄白色脓点附着，而周围咽壁黏膜充血相对较轻，则为急性扁桃体炎；反之，若充血、水肿以咽壁黏膜为主，或咽侧索红肿，或咽后壁淋巴滤泡增生，而扁桃体炎症轻微者，则为急性咽炎。

急性扁桃体炎与急性咽炎治疗的方法也基本相同，应注意休息，多饮水，保持大便通畅。全身症状严重者可服用解热镇痛药，局部用复方硼砂液或温盐水漱口，含服碘含片、六神丸等。如果有细菌感染，血常规检查中性粒细胞升高，或咽部、扁桃体化脓者，可配合应用抗生素。对于病毒感染引发者，应注意使用抗病毒药物。根据中医辨证选用清热解毒、活血消肿利咽之中药，对急性扁桃体炎与急性咽炎均有较好的疗效。

17 慢性咽炎有怎样的临床表现？有哪些并发症？

咨询： 我是小学教师，最近总感觉咽喉部不舒服，到医院就诊，经检查诊断为慢性咽炎。听医生说慢性咽炎的临床表现多种多样，若不治疗还容易引起并发症。我想了解一下慢性咽炎有怎样的临床表现？有哪些并发症？

解答： 慢性咽炎的临床表现一般都不很典型，可有咽部的各种不适感觉，且症状表现类型及其严重程度也往往因人而异。可为咽部异物感，或作痒微痛，或干燥灼热，或晨起时因咽部不适而出现恶心甚至呕吐。患者常诉有黏稠分泌物黏附于咽后壁不易清除，需要频繁做"吭""喀"动作以使咽部感觉清爽。从慢性咽炎的不同类型来看，单纯性慢性咽炎多以咽部不适、咽干为主要表现，肥厚性慢性咽炎临床症状与单纯性咽炎相似，可有痒感、异物黏着感、轻微疼痛、干咳等表现，但是常以咽部异物感为主而且更趋严重。干燥性慢性咽炎则以咽部干燥灼热、咽部微痛感为主；对于萎缩性慢性咽炎患者，除咽部干燥灼热、口渴不适感之外，还常有咽部异物感等表现，甚至可以咳出痂块状物。

由于慢性咽炎的病程时间跨度很长，而且常常出现病变的反复急性发作，因而可见咽壁黏膜因慢性充血而呈暗红色，分散的小颗粒状或成片如串珠状的淋巴滤泡突出于咽后壁黏膜表面，甚至互相聚集融会成团块状，其周围有扩张的血管网，表面有时附有黏液、脓性分泌物。检查时，若见咽部黏膜弥漫性充血，色暗红，并附有少量黏稠分泌物，为慢性单纯性咽炎；若见黏膜增厚，弥漫性充血，黏膜下有较为广泛的结缔组织及淋巴组织增生，或腭弓和软腭边缘增厚，咽后壁有颗粒状突起的淋巴滤泡，或者咽侧束呈条索状隆起，则为慢性肥厚性咽炎，这是慢性单纯性咽炎进一步发展的结果；若此阶段仍然没有得到妥善治疗，或病情好转后又反复发作，则因咽部黏膜血运不良、营养物质供应减少而使咽部黏膜层及黏膜下层逐渐变得干燥萎缩，咽壁黏膜腺体分泌减少，咽后壁将有痂皮附着。

慢性咽炎的并发症较多，可引起慢性鼻咽炎、腺样体炎、急性扁桃体炎、急性会厌炎、慢性喉炎，进而出现更多的症状。咽部慢性炎症的反复刺激，可使咽侧索增生肥厚，腺样体肥大，扁桃体肿大，咽后壁淋巴滤泡大片增生，舌根、软腭、腭垂增厚，占据了咽内有限的空间，使鼻咽、口咽、喉咽变狭窄，引起鼾症。同时，慢性咽炎可引起慢性扁桃体炎、心脏病、肾炎、风湿性关节炎等。

18 慢性咽炎是如何分类的？

咨询： 我平时喜欢吃辣椒，近段时间总感觉咽喉部像是有东西一样不舒服，到医院就诊，经检查诊断为慢性肥厚性咽炎。听说根据慢性咽炎病情的不同可分为多种类型，我想进一步了解一下，请问<u>慢性咽炎是如何分类的？</u>

解答： 根据慢性咽炎咽部黏膜病理组织学改变的特点，通常将其分为慢性单纯性咽炎、慢性肥厚性咽炎、慢性干燥性咽炎和慢性萎缩性咽炎4种类型，其实以上4种类型是同一疾病在不同病期阶段的病理表现而已。

（1）慢性单纯性咽炎：显微镜下可以见到病变多发生于黏膜层，主要是黏膜的慢性充血，血管周围有淋巴细胞、白细胞及浆细胞浸润，黏膜及黏膜下出现结缔组织增生，腺体肥大，黏液分泌增多。本型的临床表现以咳吐白色黏痰和常做清嗓动作为主，故又被称为慢性分泌性咽炎。

（2）慢性肥厚性咽炎：显微镜下可见咽壁黏膜及黏膜下组织因慢性充血而增厚，黏膜及黏膜下有较为广泛的结缔组织及淋巴组织增生，黏液腺周围的淋巴细胞增生突起呈颗粒状、条索状。本型的临床表现以咽部梗阻不适为主，故又称为慢性增生性咽炎。

（3）慢性干燥性咽炎：显微镜下可见咽壁黏膜及黏膜下组织萎缩，腺体及杯状细胞退变，黏液腺分泌减少，分泌物黏稠，黏膜干燥。本型的临床表现以咽部干燥灼热为主。

（4）慢性萎缩性咽炎：显微镜下为咽壁黏膜及黏膜下组织萎缩，黏膜上皮变薄，上皮细胞退化变性，血管萎缩变小而且稀疏，黏膜营养障碍，厚度变薄，咽腔变大，甚至咽肌也受累及而变薄萎缩。本型临床表现为咽干、灼热且痛，咽部多有干痂附着或有臭味，可以见到咽壁黏膜干燥发亮，粗糙而萎缩变薄，做咽部动作时，可见咽壁黏膜起皱。

19 咽痛都是咽炎引起的吗？

咨询：我朋友前段时间无明显诱因出现咽痛，经检查诊断为咽炎，很快就治好了。我最近总感觉咽部疼痛不舒服，到医院就诊，经检查医生也说是咽炎。请问咽痛都是咽炎引起的吗？

解答：咽痛俗称嗓子痛，是咽炎的最常见症状。所以有相当一部分人一出现咽部疼痛，就认为是患了咽炎，其实这种观点是错误的。咽痛并非咽炎所独有，很多因素都可引起咽部疼痛，咽部的炎症、创伤、肿瘤等，邻近器官疾病，以及全身性疾病，都可出现咽痛的表现。

（1）咽部疾病引起的咽痛：咽部黏膜急性和慢性感染都会

引起咽部疼痛，如急性和慢性扁桃体炎、急性和慢性咽炎、扁桃体周围脓肿、咽旁和咽后脓肿等疾病，其中咽喉部脓肿疼痛最剧烈，伴有吞咽困难。急性扁桃体炎和急性咽炎的咽痛与急性炎症的轻重有关，有的疼痛影响进食，而有的进食不受影响。慢性扁桃体炎和慢性咽炎的咽痛很轻微，常伴有咽部发干和烧灼感。有的人没有咽部感染迹象，也诉说咽部疼痛，有的持续时间较长，用喉片润嗓也无济于事，此时可能是咽部异物、黏膜过敏反应、茎突过长等病刺激或压迫局部神经引发的咽痛。

（2）邻近器官疾病引起的咽痛：由于咽部不是一个密闭的器官，分别与鼻腔、口腔和喉部相通，而咽部感觉神经分布与邻近器官几乎同源，所以邻近器官疾病也可引起咽痛。如当口腔出现第三磨牙阻生及冠周炎时，患者会诉说咽痛，不过常伴有咀嚼痛和张口困难；当患有鼻炎和鼻窦炎时，张口呼吸易导致咽部黏膜干痛，同时鼻涕等分泌物刺激咽部也会出现咽痛；当患有喉部急性会厌炎时，咽痛症状很明显，但检查时咽部黏膜光滑正常。此外，还有颈动脉炎性咽痛、颈突综合征、颈椎病、甲状腺炎引起的颈源性咽痛，食管上段异物、食管炎引起的食管源性咽痛。

（3）全身疾病引起的咽痛：咽部是人体内部与外界沟通的桥梁，一些全身性疾病可以在咽部这一"窗口"表现出来，有的患者因咽痛就诊于耳鼻喉科，结果咽痛只是全身疾病的一个局部症状。如单核细胞增生症、粒细胞缺乏、急性白血病等血液病早期，常因咽峡炎和咽部溃疡有明显的咽痛。咽痛还常为急性传染病的初期症状，如流行性脑脊髓膜炎、麻疹、猩红热、伤寒等病，在疾病初起发生咽峡炎或溃疡时而出现咽痛，以后逐渐出现特征性症状。当风湿病累及咽肌时，因刺激咽部感觉神经末梢，也会出现咽痛。此外，有些女性因雌激素分泌亢进，在月经前 3~4 天会感到咽部灼热或刺痛，称为雌激素分泌亢进综合征。

由上可以看出，咽痛并非咽炎所独有，引发咽痛的原因是多种多样的，不能一出现咽痛就认为是患了咽炎，要及早到医院检查诊治。

20 咽炎为什么会引起咳嗽？

咨询：我今年 39 岁，患有咽炎，不仅咽部发痒、有异物感，还时不时出现咳嗽。我们单位的朱主任这两天患急性咽炎，也一阵阵咳嗽。听医生说咽炎患者就容易咳嗽，我不明白，请您讲一讲咽炎为什么会引起咳嗽？

解答：咳嗽是呼吸系统的一种保护性反射功能，是一个急速而有力的呼气动作。开始先吸一口气，随之声门关闭，同时软腭上举使鼻咽腔部分或完全关闭，然后胸腹部呼吸肌收缩，肺内压力增高，达到一定程度时，声门突然开放，一股强有力的气流迅速通过已变狭窄的气道，冲击声门，发出咳嗽声，并将呼吸道中的分泌物与异物排出体外。参与咳嗽反射的感觉神经末梢来源于三叉神经、舌咽神经、迷走神经、喉上神经等，这些神经末梢对异物、触觉、冷热和化学刺激很敏感，一旦受到炎症等刺激便可引起咳嗽。

患急性咽炎、慢性咽炎时，咽部黏膜充血、水肿、增生、肥厚、干燥、萎缩等，或有分泌物附着，这些炎性反应刺激感觉神经末梢，可产生反射性咳嗽。患者常常由于咽部发痒、发干、有异物感而引起一阵阵咳嗽，有时干咳，有时能咯出少量黏痰。如果急性、慢性咽炎波及喉部黏膜，则咳嗽更加明显，剧烈的咳嗽可以引起咽喉疼痛，黏膜出血，面红流泪。这种咳嗽在医学上称之为"咽源性咳嗽"或"喉源性咳嗽"，治疗时应针对咽喉部炎症，根除病因，并适当配合止咳药。

需要注意的是，有些急性咽炎患者由于体质弱，抵抗力差或感染较重，容易并发气管炎、支气管炎或肺炎，咳嗽加重，声音沉闷，分泌物增多。随着病情加重，痰液可呈清稀、白黏、黄稠，全身症状明显，如发热、头痛、胸闷、胸痛，血常规检查白细胞总数升高，X线透视或拍片胸部出现异常等。所以，咽炎患者尤其是急性咽炎患者一旦咳嗽或其他伴随的症状加重，应及时到医院诊治，以免延误病情。

21 慢性扁桃体炎与慢性咽炎有什么区别？

咨询： 我女儿最近总感觉咽喉部疼痛不舒服，到医院就诊，经检查诊断为慢性咽炎，医生说除慢性咽炎外，慢性扁桃体炎也有咽喉部疼痛的表现，需注意二者的区别。我想了解一下<u>慢性扁桃体炎与慢性咽炎有什么区别</u>？

解答： 慢性扁桃体炎是临床中十分常见的咽部炎性疾病之一，以扁桃体黏膜、隐窝及实质的慢性炎症为主，常伴随有慢性咽炎存在。慢性扁桃体炎与慢性咽炎在症状上区别不明显，但临床上有必要加以区别诊断，以便采取不同的治疗方案。

慢性扁桃体炎和慢性咽炎是临床医学根据不同病理改变和解剖部位而分类的两种病，但实际上两者常同时存在，且互相影响。一般来讲，如果是以咽壁黏膜各层炎症为主，称作咽炎，如果以扁桃体的黏膜、隐窝、实质或滤泡炎症为主，称作扁桃体炎。

慢性咽炎常有急性咽炎反复发作的病史，咽部不适，有干燥、灼热感、隐痛，感觉有异物黏附，常干咳，声音嘶哑，局部检查可见咽部弥漫性充血，咽后壁淋巴滤泡增生成突起的小红块状，有时见黏性分泌物附着，咽侧索淋巴结肥厚或咽后壁黏膜干燥萎缩，有灰绿色干痂附着。慢性扁桃体炎常有急性扁桃体炎反复发作史，常可影响呼吸与吞咽，鼻塞、涕多、听力减退，多见于小儿患者且常伴有慢性增殖体炎，常伴发有肾炎、风湿热、关节炎和心脏病的症状和体征。局部检查可见舌腭弓呈暗红色充血带，扁桃体较大，表面布满白色瘢痕，凹凸不平，轻压扁桃体可有白色干酪状物溢出，两侧颌下淋巴结肿大、活动。另外，慢性扁桃体炎比慢性咽炎更易引起全身性并发症，如风湿性关节炎、肾小球肾炎、心肌炎、心内膜炎、支气管哮喘、皮肤病、阑尾炎、胆囊炎、甲状腺肿等。慢性扁桃体炎患者全身表现如低热、头痛、消瘦等也比慢性咽炎明显。因此，治疗慢性扁桃体炎除了采用与治疗慢性咽炎相同的全身治法，局部含化、漱口、涂药、理疗等以外，必要时应该做扁桃体手术，根除病灶。常用的手术方法有扁桃体剥离切除法和挤切法。

22 梅核气与慢性咽炎是一回事吗？

咨询： 我最近总感觉咽喉部像是有个东西梗塞不舒服，曾在五官科就诊，诊断为慢性咽炎，吃了不少西药，效果并不太好。找中医就诊，医生说是梅核气，建议服用中药调理。我要问的是梅核气与慢性咽炎是一回事吗？

解答： 梅核气是中医学之病名，患者自觉咽喉有物梗塞，犹如梅核梗住，吐之不出，吞之不下，故而得名。梅核气在中医著作中早有记载，《金匮要略》称之为"喉间如有炙肉"，《赤水玄珠》称之为"梅核气"，而《医海酌蠡》则称之为"喉间异感症"。

梅核气大多见于神经官能症患者及更年期自主神经功能紊乱的妇女，有人称之为咽神经官能症。梅核气的临床表现，初起自觉喉间灼热不适，如有痰液黏着，继而喉间如有烧焦肉块塞住，欲吞不下，欲吐不出，持续发作，缠绵难愈，于是患者出现焦虑反应，甚至出现恐癌，四处求医。梅核气与慢性咽炎在临床表现上有诸多相似之处，所以有相当多的人将二者画等号，其实二者是有区别的。慢性咽炎是西医之病名，而梅核气是中医之病名，梅核气较之慢性咽炎包括之范围更广泛，大凡西医之慢性咽炎、咽异感症、咽神经官能症等疾病出现咽喉梗塞不适，犹如梅核梗住，吐之不出，吞之不下症状者，都称之为梅核气。

中医认为，梅核气的发病多由郁怒忧思，七情所伤，致肝气郁结，痰涎与气相搏，上逆咽喉而成。尤在泾说："凝痰结气，阻塞咽嗌，患此者，多缘思虑郁结所致。"根据梅核气临床表现和发病机制的不同，中医通常将其分为肝郁和痰结两种类型。肝郁者，症见情志抑郁，咽中似有异物，咳之不出，咽之不下，嗳气、胸闷，舌苔白，脉弦，其病机为肝失条达，上逆咽喉，治疗宜开郁降逆，理气疏肝。痰结者，症见咽梗痰阻，喉间微灼热而痛，如有物堵塞，胸闷欲干嗌，时有泛恶，舌质淡，脉滑，其病机为思虑郁结，气机失宣，治疗宜理气化痰，开郁散结。

23 咽部有异物感是怎么回事？

咨询： 我最近几个月总感觉咽部像是有草梗，咽又咽不下去，咳也咳不出来，担心患了咽喉癌，可多次到五官科就诊，都没有查出什么大的问题，我还是不放心。请问咽部有异物感是怎么回事？

解答： 在五官科临床工作中，诉说咽部有异物感的患者非常多，是除了咽痛以外又一种极为常见的主诉症状。诉说咽部有异物感者，自述好像咽部有米粒、草梗、毛发黏着，还有的描述为刺感、烧灼感、蚁行感、吞咽梗阻感等。很多人因此用力发出"吭""喀"声，或者频繁做吞咽动作，想将异物吐出来或吞进去，但咽又咽不下去，咳也咳不出来，有时感觉异物固定在一个位置上，有时又觉得异物上下左右来回移动。这种感觉多在吞咽唾液时很明显，反而吞咽食物时异物感有所减轻或消失。

其实咽部有异物感是一个不真实的感觉，并没有什么异物嵌顿在咽部，引起咽部有异物感的因素有很多，咽喉局部器质性病变或身体其他部位的疾病都会引起咽部异物感。引起咽部异物感的机制相当复杂，目前还没有确切定论，许多学者认为可能是咽部神经分布丰富所致。迷走神经、舌咽神经、副神经、颈交感神经的分支和三叉神经的第二分支不仅在咽部有分布，而且在其邻近器官也有分布，当咽部和其邻近器官发生病变，会刺激咽部产生异物感。另外，人体胚胎发育中咽和上消化道均由前肠形成，迷走神经不仅负责咽部的感觉，同时也支配胸腔和腹腔脏器的感觉，这样咽和上消化道的感觉神经上下相互串通，因此，胃和十二指肠等疾病也会反射到咽部，出现咽部异物感。不过引起咽部异物感者咽喉因素多于其他因素。

咽部有异物感与咽异感症并不是一个概念。有些人尤其是女性朋友经常出现咽部异物感，检查又无器质性疾病，西医称此为咽异感症，属于神经症的一种表现。咽异感症与中医之梅核气有诸多相似之处，精神因素在其发病中占有重要作用。中医认为多是由情志因素引发的，是由于七情郁结，痰滞气阻喉中所致，症状如梅核滞于喉中，咯之不出，咽之不下，遇情志忧郁则更甚，心情愉快则见轻。

24 咽部有异物感的人应该怎么办？

咨询： 我近半年来总感觉咽喉部有异物似的不舒服，痛苦极了，曾多次到医院就诊，不仅检查过鼻咽镜、喉镜，还检查过 X 线吞钡透视，都没有发现明显异常。我还是不放心，麻烦您告诉我咽部有异物感的人应该怎么办？

解答： 咽部有异物感的人不仅在身体上承受病痛折磨，而且往往由于缺乏了解而怀疑自己生了重病，患了癌症，造成极大的心理和精神压力。其实，引起咽部异物感的原因有很多，而真正由肿瘤所导致的异物感只占很小的比例，所以咽部有异物感者应该尽早到医院，请五官科医生详细检查，搞清楚到底是什么原因，患了什么病，以解除疑虑，并使疾病得到及时、有效的治疗。

患者应该向医生详细讲述自己的病史，包括可能的发病诱因、发展过程，咽部异物感的具体性质、部位、发作时间和伴随的其他症状，这些对于诊断或排除某些疾病是非常重要的。比如经常吸烟、饮酒、接触粉尘、化学气体的人，其咽部异物感往往是由咽炎引起的；平时患有慢性扁桃体炎或慢性鼻炎、鼻窦炎的人，则多由于这些咽部及邻近器官炎症导致的；平时心脏功能不好的人，则要考虑咽部有瘀血；如果情绪低沉、生气后症状明显，而心情愉快时减轻或消失，那么可能与精神因素有关；如果不仅是空咽唾液时有明显异物感，而且在进食时也出现明显的梗阻，并逐渐加重者，则有可能是咽、喉或食管部的肿瘤；腭垂过长的人会感觉到在闭口时异物感加重，而张大口时由于接触不到舌根而异物感明显减轻。

医生可根据患者的情况进行一些必要的检查，比如用压舌板压舌查看有无口腔、口咽部疾病；用间接喉镜检查有无喉咽部及喉部疾病；用鼻咽镜检查有无鼻后孔、鼻咽部疾病等。如果上述检查未见异常，则要进一步检查有无邻近的器官如鼻腔、鼻窦、中耳、甲状腺疾病。若有必要，还应根据具体情况建议患者到内科、眼科、骨科等做有关检查，或做血常规、基础代谢、内分泌等实验室检查。为了明确诊断，有时还需进行食管吞钡透视或 X 线拍片、X 线拍鼻窦片、胸部透视或拍片、颈椎拍片、食管镜检查、心电图检查等。对于确诊有器质性病变的咽部异物感，应及时治疗原发疾病。如果各方面的检查均无异常，排除了器质性病变，患者又有比较明显的精神、神经症状，那么这种咽部异物感往往是非器质性的，属于咽异感症。对于咽异感症患者，应解除精神紧张、抑郁、疑虑、烦躁等因素，进行相应的治疗。

25 慢性咽炎与消化道疾病有什么关系？

咨询： 我患有慢性胃炎，同时也有慢性咽炎，我们单位的老马既有慢性咽炎，还有胃溃疡，听说慢性咽炎与慢性胃炎、消化性溃疡等消化道疾病有一定的关系，想进一步了解一下，请问慢性咽炎与消化道疾病有什么关系？

解答： 这里首先告诉您，慢性咽炎与消化道疾病确实有密切的关系。从解剖学上看，咽有迷走神经、舌咽神经、副神经、颈交感神经分支的分布，并有三叉神经第二支支配咽的感觉，咽的感觉非常灵敏。同时，上消化道包括食管、胃、十二指肠等，也有迷走神经分布。当上消化道患病时，可通过迷走神经的反射和刺激，内脏运动增强，食管蠕动增强，造成咽部不适。另外，消化道疾病刺激了大脑皮质，神经环境影响着交感神经，导致自主神经功能失调，也可引起咽部不适。从组织胚胎学来看，咽在胚胎发育的初期，来源于肠道，也支持上消化道的疾病可引起咽感觉异常的观点。

上消化道疾病的症状表现为上腹部疼痛、饱胀不适、嗳气反酸、早饱、恶心呕吐、吞咽不畅、胸骨后灼热感等。慢性咽炎患者出现这些症状时，除了耳鼻咽喉检查外，还要进行胃镜、B超、彩超、胃肠造影等检查。目前证实，胃食管反流病、慢性胃炎、十二指肠炎、胃及十二指肠溃疡、食管裂孔疝、食管癌、胃癌、胆道疾病等，均可引起慢性咽炎或伴发有慢性咽炎，这些疾病可多种合并存在。对于这些患者，除了治疗慢性咽炎外，更重要的是处理病因。对并存的食管、胃和十二指肠良性疾病，按症状和严重程度，采取单用、联合用抗酸药、H_2受体拮抗药、质子泵抑制药、促进胃肠运动药、胃肠黏膜保护药等。治疗上消化道疾病，应有系统性、疗程足够、连续用药，并注意戒除吸烟、饮酒，做到合理饮食，忌食辛辣刺激性食物，改变不良的饮食习惯和生活方式，避免餐后立即卧床，睡眠时高枕位，不要过度束胸以减少胆汁的反流等。同时还要保持营养均衡，心态良好，适当运动。

26 慢性咽炎会发展为咽喉癌吗？

咨询： 我们村的李支书患有慢性咽炎，前段时间因咽喉癌去世了。我近段时间总感觉咽喉部有异物似的不舒服，经检查确诊为慢性咽炎，现在思想负担很重，担心会发展为咽喉癌。我要问的是<u>慢性咽炎会发展为咽喉癌吗？</u>

解答： 这里首先明确一下，慢性咽炎本身与癌症没有直接关系。对于慢性咽炎，虽然不用过分紧张，却也不能掉以轻心。某些鼻咽、口咽和下咽癌的早期，具有与慢性咽炎相似的症状。特别是下咽癌不易早期发现，多见于中老年长期吸烟的男性。咽部不适的患者应常规检查下咽部，尤其是纤维或电子喉镜检查，必要时活检，可以早期发现。因此，如果持续有慢性咽炎的症状，或经过调整生活方式、对症治疗，效果不好时，应当及时到医院详细检查。

部分患者，尤其是更年期女性，则过度焦虑，总考虑咽炎是不是不治之症，有没有癌变，整天提心吊胆，心理压力很大。其实，虽然慢性咽炎目前很难彻底治愈，但是如果没有吞咽困难，也不必过多担心。咽炎不会发生癌变，所以没必要心理负担过重，可到医院排除器质性疾病的可能，同时做好自我心理调整。医生在警惕恶性肿瘤发生的同时，也要合理引导患者，疏导其恐癌的心理和紧张的情绪。当然，对于长期咽异物感久治不愈时，应详细检查，以便早期发现肿瘤等其他疾病，以免延误治疗。

27 哪些全身性疾病常有咽炎的表现？

咨询：我今年39岁，患有慢性咽炎，正在服药治疗。我知道流行性感冒初起就有明显咽炎的表现，听说不只是流行性感冒，还有一些全身性疾病常有咽炎的表现，我想了解一下哪些全身性疾病常有咽炎的表现？

解答： 全身性疾病是相对于局部性疾病而言，许多全身性疾病可以有明显的咽炎表现，甚至初起就是因为咽炎到医院就诊，而后才被发现患有某种全身性疾病。那么哪些全身性疾病常有咽炎的表现呢？

一些急性传染病，如流行性感冒、麻疹、风疹、水痘、猩红热、百日咳、伤寒等，往往以咽干、咽痒、咽痛、咳嗽、咽部黏膜充血水肿等急性咽炎的表现为前驱症状，之后逐渐出现全身症状及特殊的皮疹、呼吸道或消化道症状。慢性支气管炎、支气管扩张、肺气肿等疾病，由于呼吸道痰液排出，长期刺激咽喉部，可出现咽部不适、异物感、黏膜充血、增厚、颜色暗红等慢性咽炎的表现。血液系统疾病，如传染性单核细胞增多症、急性或慢性白血病、粒细胞缺乏症等，咽部常表现为弥漫性充血、肿胀、伪膜覆盖、溃疡及咽痛，全身症状明显，血液化验异常。心血管系统疾病，如高血压、冠心病、风心病、肺心病等因血液循环障碍，咽部黏膜瘀血而引起咽部不适。消化系统疾病造成营养不良，肝硬化引起的静脉回流受阻，也都会导致咽部黏膜慢性炎症。

此外，过敏体质的人，遇到气候变化、花粉、灰尘等过敏原的刺激，可出现咽痒、咳嗽、黏膜苍白水肿等炎性反应。免疫功能低下的人，容易因停留在咽部的细菌和病毒引起咽黏膜感染发炎。

28 咽部的检查方法有哪些？

咨询： 我今年48岁，最近几天总感觉咽喉部疼痛不舒服，到医院就诊，医生说可能是咽炎。先用压舌板检查了口咽部，又建议检查喉镜和颈部彩超，我怀疑是不是过度检查，麻烦您介绍一下咽部的检查方法有哪些？

解答： 通过辅助检查可以明确病情。您咽喉部疼痛不舒服，医生说可能是咽炎，先用压舌板检查了口咽部，又建议检查喉镜和颈部彩超，肯定有他的道理，医生是有医疗道德的，过度检查、过度治疗的医生毕竟是极少数，这点您可以放心。

咽炎患者就诊时，医生在详细询问病史，如发病时间、可能诱因、症状表现和治疗经过之后，还要进行咽部检查，那么咽部的检查方法有哪些呢？

最常见的是用压舌板检查口咽部。检查时医生坐在患者对面，嘱咐患者张口，用压舌板轻轻向下压住舌头的前三分之二，让患者发"啊"声，以便充分暴露口咽部，观察软腭、腭垂、舌腭弓、咽腭弓、扁桃体、咽后壁、咽两侧壁的黏膜有无充血、水肿，颜色鲜红还是暗红，是否有淋巴滤泡增生，有无黏膜肥厚或干燥、萎缩，有无分泌物附着等。其次是检查鼻咽部，临床常用间接鼻咽镜检查法，即医生一手用压舌板轻压舌体，另一手用一只小的长柄反光镜伸入咽腔，通过镜子反射出鼻咽部黏膜有无充血、水肿、增生、脓涕附着以及腺样体、咽鼓管咽口情况等。最后检查喉咽部，常用间接喉镜检查法，即患者正坐，头稍向前移，张口伸出舌头，医生一手用纱布包住舌头前端将舌拉住，另一手将一只稍大的长柄反光镜伸入咽腔，让患者发"依"声，这时就可以通过镜子反映出喉咽部的情况。在检查鼻咽和喉咽时，有些患者出现恶心的症状，影响检查，这时需要向咽部喷入少量麻醉药，稍停后再做检查。如果上述检查不满意或仍无法确诊，还可做纤维或电子鼻咽镜及喉镜检查。在整个检查过程中，患者应精神放松，坐直，张口自然呼吸，不要用劲，以免咽部充血。舌体要平放，不要后缩，并配合医生发"啊"或"依"声。如果检查时咽部喷用过麻醉药，那么最好在两个小时内不要吃饭、喝水，以免因咽部神经反射不敏感而导致饮食物误入喉内和气管。

咽部触诊也是常用的检查方法，如急性咽炎时，在下颌角可触摸到肿大压痛的淋巴结，增殖体肥大的儿童也可通过触诊而确诊。X 线拍片也可诊断增殖体肥大、咽周围间隙脓肿。咽部有异物感的患者必要时应做 X 线吞钡透视及拍片等，以排除肿瘤，解除疑虑。此外，还可以取咽部分泌物做咽拭子细菌培养，以确定属何种细菌感染，并选择对该种细菌敏感有效的抗生素治疗。

29 如何正确诊断急性咽炎？

咨询： 我儿子今年 12 岁，近两天总感觉咽喉部疼痛不舒服，吞咽唾沫时疼痛更为明显，到医院就诊，经检查诊断为急性咽炎，正在服药治疗。听说诊断急性咽炎是有依据的，请您告诉我<u>如何正确诊断急性咽炎？</u>

解答： 的确，诊断急性咽炎是有依据的，根据病史、症状及局部检查所见，急性咽炎的诊断并不困难。

急性咽炎起病较急，一般在 1 天左右，起病前常有诱因作用史，如受凉、过度疲劳、过度吸烟或饮酒、接受过量粉尘烟雾以及化学性气体刺激，或过度发声等。急性咽炎以咽痛为主要表现，但咽痛并非十分剧烈，且以吞咽唾沫时疼痛更为明显而吞咽固体食物反而较为轻松顺畅的所谓"空咽痛"为突出特征。多数急性咽炎患者全身表现并不明显，少数患者可能有轻度全身不适感觉，一般情况下没有明显的发热症状。

急性咽炎时咽部黏膜呈急性炎症表现，可见咽部黏膜弥漫性充血、肿胀，颜色鲜红，初期黏膜表现干燥、发亮，继而分泌物增多而有黏液黏附。咽腭弓后方的黏膜肿胀呈皱襞状，咽后壁淋巴滤泡肿大隆起、充血鲜红，软腭及扁桃体也充血，但扁桃体充血并不突出，通常扁桃体不大，有时腭垂充血水肿、下垂明显。感染严重时，两侧的咽侧索受累，可在口咽两外侧壁上见到两条纵行条索状肿块突起，有如第 2 咽腭弓。如果做颈部触诊，往往可以摸到肿大而压痛的淋巴结，以下颌角处多见。

当患者以咽部疼痛以及咽壁黏膜急性充血作为主要表现拟诊为急性咽炎时，还需要做好鉴别诊断，警惕是否为某些急性传染病或全身性疾病的初发阶段。因为不少急性传染病都以类似急性咽炎样的咽痛症状和咽部黏膜充血体征为前驱特征或早期表现，而后才逐渐出现其本来征象。在小儿患者更是如此，如麻疹、猩红热、流行性感冒等即是，只不过这类疾病的全身症状会逐渐表现得更为突出，咽部的主要改变往往以扁桃体更为显著，更有皮疹等变化可资鉴别。只要详细询问病史，仔细检查，鉴别诊断并不困难。

30 如何正确诊断慢性咽炎？

咨询： 我近段时间总感觉咽喉部发痒、有异物感，医生说是慢性咽炎，吃了几天消炎药，效果并不太好。到五官科就诊，医生说诊断慢性咽炎是有标准的，建议检查一下鼻咽镜。我要问的是如何正确诊断慢性咽炎？

解答： 慢性咽炎的诊断应从病史、症状和检查3个方面考虑，根据慢性发作，病程长，咽部有干、痒、隐痛、异物感等症状，结合检查有咽黏膜慢性充血、肥厚，淋巴滤泡肿大，或咽黏膜萎缩变薄等局部体征，慢性咽炎的诊断一般不难。但应注意多方观察检查，重视与早期食管癌、慢性扁桃体炎等疾病相鉴别。

（1）病史：患者常有急性咽炎反复发作史，或因鼻病而导致长期张口呼吸，或经常过度酗酒、吸烟，生活与工作环境空气干燥、粉尘密度高，长时间接触刺激性有害化学气体等。在此，急性咽炎反复发作史是诊断慢性咽炎的主要病史依据，因为尽管急性咽炎与慢性咽炎的迁延关系并无直接证据，但是反复发作的咽炎症状表现即可提示咽部炎性病变客观存在。

（2）症状：自觉咽部有各种不适感觉甚至不可名状，或痛或痒，或有异物梗塞黏附感，或干燥滞涩、灼热微痛，晨起时常因咽部不适而易发恶心、呕吐，常做吭喀动作以咳吐自觉存留于咽部之痰涎，却少有痰涎咳出，可有刺激性咳嗽，晨起时明显，意欲用力咳出分泌物，可因而作呕。病程至少在2个月以上，常因受凉、感冒、疲劳、多言等原因而致症状加重。由此可见，就慢性咽炎的诊断而言，某一具体的特征性症状依据并无实质性的临床意义，因为慢性咽炎的症状表现实在是太过多样化了。作为本病的症状诊断指征，只要能够确定为咽部的持续性异常不适感觉，就可以作为其症状诊断依据。

（3）检查：慢性咽炎局部检查可见咽部黏膜慢性充血而呈暗红色，黏膜血管扩张，或呈树枝状外观；咽后壁淋巴滤泡增生，或咽侧索肿大；咽黏膜增生肥厚，或黏膜萎缩、变薄，有分泌物附着，甚至干燥。从客观体征上看，慢性咽炎的具体表现可以存在很大的差异。

31 咽炎常用的全身治法有哪些？

咨询： 我今年34岁，患有咽炎，正在服药治疗，自从患病后我特别关注咽炎的防治知识，我知道咽炎不仅可局部治疗，也可通过药物、针灸等进行全身治疗。我想进一步了解一下咽炎常用的全身治法有哪些？

解答： 咽炎虽然属于咽局部的疾病，但人体是一个有机的整体，局部与整体密不可分，因此，全身治疗对于咽部炎症的改善起着十分重要的作用，咽炎常用的全身治法有以下几类。

（1）一般疗法：平时应注意休息，生活规律，保证充足的睡眠，心情愉快，室内环境宜湿润清洁，保持大便通畅，戒除吸烟、饮酒，积极参加体育锻炼增强体质。如发热、便秘或咳嗽较重，应对症给予解热止痛、通便、止咳药。

（2）控制感染：控制感染在治疗咽炎尤其是急性咽炎中十分必要，在合并细菌感染时，应给予抗生素，如果是病毒感染，应给予抗病毒药物，同时还可选用具有清热解毒作用的中成药，如猴耳环消炎胶囊、板蓝根冲剂等。

（3）治疗全身性疾病：如糖尿病可使咽炎迁延不愈，心脏病可导致咽部血液循环障碍而慢性充血，贫血可影响人体免疫功能等，这些对咽炎的治疗和康复均可造成不利影响。因此，应积极治疗这些全身疾病，随着全身疾病的好转，咽炎也会随之得到改善。

（4）补充维生素：慢性咽炎患者体内经常缺乏维生素，因此应适当补充维生素，如维生素C、B族维生素，可促进黏膜炎症损害的修复。

（5）中医药治疗：中医药治疗咽炎较西医有其显著的优势，不仅可根据病情的不同辨证应用中药汤剂、中成药，还可应用针灸、贴敷以及饮食调养等。

32 咽炎常用的局部治法有哪些？

咨询：我最近总感觉咽喉部干痒不舒服，经检查诊断为咽炎，医生让用草珊瑚含片含服。我朋友老冯也患有咽炎，他是将复方薄荷油涂在咽部病变处。听说咽炎的局部治法有多种，请您讲一讲<u>咽炎常用的局部治法有哪些?</u>

解答：局部治疗是用各种方法处理咽部，或使药物直接接触咽部，发挥灭菌、消炎、收敛、止痛、润滑以及稀释分泌物等治疗作用。在咽炎的治疗中，局部治疗处于重要地位，临床常用的局部治法包括以下几种类型。

（1）含漱法：用药物的水溶液，每次含入少量仰头漱口，漱完后吐出，不可下咽，每日多次，每次时间宜长些。常用药有复方硼砂溶液、呋喃西林溶液、氯己定漱口液等，也可以用温生理盐水。含漱法只能作用于咽峡以前，咽后壁及侧壁较难触及。

（2）含片：含片是最常用的局部用药法，将药片含在口中，慢慢溶化后咽下，不要用水送服，以便药物成分直接作用于口腔、咽峡、咽壁及喉咽部黏膜。常用药有度米芬含片、碘含片、薄荷含片、喉症丸、六神丸、西瓜霜含片、草珊瑚含片等。

（3）涂药法：用棉花签蘸上药物，伸入口中，涂在咽部病变处，每日1~2次，注意蘸的药物不要太多，以免滴落入喉部，引起刺激性咳嗽。常用药有复方碘甘油、硼酸甘油、复方薄荷油等。

（4）吹药法：用喷粉器装入药粉，对准咽部病变处吹药，使药粉均匀散布在炎症部位发挥作用。一次吹入的药粉不要太多，以免引起呛咳。常用药物如色甘酸钠、次碳酸磺胺噻唑粉以及中药双料喉风散等。

（5）喷雾和熏气法：喷雾法是用压缩空气、捏皮球打气使药液雾化，喷入咽部；熏气法是将带药的蒸气吸入咽部，发挥治疗作用。常用的药物如表现麻醉剂1%丁卡因溶液、抗生素、肾上腺皮质激素等进行局部喷雾，复方安息香酊、复方薄荷溶液等进行熏气吸入。

（6）冲洗法：将冲洗液盛入冲洗筒中，悬挂在头上方约60厘米处，用橡皮或塑料管一头连接冲洗筒，另一头连接冲洗头伸入口中，向咽峡、扁桃体窝及咽侧、后壁冲洗，头向前倾，使冲洗液从口流出。冲洗时灌入的药液不要太多，注意避免咽下。常用的药物有复方口腔冲洗液、生理盐水、咽炎冲洗剂等。

（7）物理疗法：用高温、低温、激光等物理方法直接作用于咽部病变处，常用方法如电烙法、冷冻法、激光法等。应注意避免损伤病变周围的正常组织，严格掌握适应证，每次治疗的范围不可太大。

33 慢性咽炎必须用抗生素吗？

咨询： 我患有慢性咽炎，没有用红霉素、阿莫西林之类的抗生素。我朋友也患有慢性咽炎，他用的是抗生素阿奇霉素。问了几位慢性咽炎病友，有的说必须用抗生素，有的说不需要用。我要问的是**慢性咽炎必须用抗生素吗？**

解答： 慢性咽炎的治疗是否需要应用抗生素呢？这是慢性咽炎患者普遍关心的问题。其实慢性咽炎并不主张应用抗生素，在医生的指导下采用合理的治疗方法，是取得良好疗效的关键所在。

有的人患慢性咽炎之后，认为既然是咽部发炎，就应该用"消炎药"，使用抗生素，于是自作主张口服红霉素、阿莫西林等，甚至要求注射或静脉滴注抗生素，结果疗效并不明显甚至根本无效。而有的患者根据医生的要求只是改变了生活习惯、简单服一些药，并没有应用抗生素，咽部不适症状很快就消失了。

我们知道，正常人的咽部都有细菌存在，只是不致病而已。慢性咽炎患者由于咽部抵抗力减弱，所以大多数有不同程度的细菌感染。但是，造成咽部各种不适症状的根本原因在于咽黏膜已有慢性炎症的病理改变，如充血、水肿、肥厚、淋巴滤泡增生、分泌物增多，或黏膜干燥、变薄、萎缩、分泌物减少等，即使给予抗生素治疗，也只能抑制或杀灭咽部细菌，不能使原有病变消除，因此，咽部不适感也就不会有明显的减轻。如果长期、反复使用这类药物，不但可造成细菌耐药，或菌群失调，还可出现肝、肾损害等副作用。所以，对于慢性咽炎的治疗，一般不主张使用抗生素，应在医生的指导下采用合理的治疗方法。

当然，并不是所有的慢性咽炎都不必应用抗生素，在以下情况下，使用抗生素是必要的。如咽部、邻近器官或全身有急性细菌感染时，慢性咽炎因细菌感染而急性发作时，慢性咽炎咽部有黏脓性分泌物或脓点存在时。在应用抗生素时，应先做咽拭子细菌培养和药物敏感试验，再选用有效的抗生素做局部或全身治疗。如果由于细菌耐药等原因无效，应及时调换另一种有效的抗生素。同时，抗生素的应用时间不能过长，以免造成菌群失调，导致霉菌感染等并发症而加重病情。

34 理疗对咽炎有什么好处？

咨询： 我今年46岁，患咽炎已有一段时间了，正在服药治疗。自从患病后，我特别关注有关咽炎的防治知识，听说理疗对咽炎有一定好处，我准备配合用药试一试。麻烦您介绍一下理疗对咽炎有什么好处？

解答： 理疗亦即物理疗法，是将光学、电子、电磁波、激光、热学、低温等物理学知识运用于临床治疗疾病的方法，在耳鼻喉科经常采用的有紫外线光疗法、药物离子导入法、超短波电疗法，以及激光治疗、电烙疗法、冷冻疗法等。急慢性咽炎在药物治疗、饮食调养等治疗调养的同时配合理疗方法，常可收到良好的效果。那么理疗是通过什么机制对咽炎起到治疗作用的呢？

（1）改善咽部血液和淋巴循环，促进新陈代谢，使局部白细胞数量增多，吞噬能力增强，破坏细菌、病毒的生存条件，改变患处的酸碱度，有利于炎症吸收、消散，并有明显的脱水消肿作用，如紫外线光疗法、超短波电疗法。

（2）利用直流电场作用和电荷的同性相斥、异性相吸特性，将药物离子经皮肤汗腺或黏膜上皮导入体内，发挥消炎和脱水作用，如药物离子导入疗法。

（3）利用高温、低温或激光去除慢性炎症造成的组织增生、肥厚，具有损伤范围小、出血少、疼痛轻、创口易愈合、瘢痕轻、见效快等优点，如电烙、冷冻、激光等疗法。

需要说明的是，物理治疗的方法有多种，临床中需经专业医生根据患者病情选择合适的方法进行治疗，尤其是激光、电烙、冷冻等方法对组织有一定的破坏性，患者不能自行采用，以免产生不良后果。

35 应用激光治疗咽炎应注意什么?

咨询: 我今年47岁,患慢性咽炎已经很长一段时间,中药、西药没少吃,效果都不太好。到医院就诊,医生建议配合激光治疗,我第一次听说激光可以治疗咽炎,不太放心,我想知道<u>应用激光治疗咽炎应注意什么?</u>

解答: 激光治疗咽炎是近年来广泛应用于临床的一种有效治疗方法,具有疼痛轻、无出血或出血少、创面恢复快、瘢痕轻、见效迅速、并发症少、对全身影响小、手术操作简单、患者容易接受等优点。在咽喉科常用于治疗慢性增生性咽炎、咽后壁淋巴滤泡增生、扁桃体残体等。其操作方法是,治疗前先用1%丁卡因溶液喷雾或涂布在咽壁做表面麻醉,然后将特制的激光治疗仪探头对准咽部增生的淋巴滤泡,手指操作开关,对病变处进行烧灼,待黏膜形成灰白色焦痂即应停止。

采用激光治疗时,要注意避免损伤周围正常组织,也不宜烧灼过深,否则可导致深层组织器官损伤,甚至造成严重后果。如果病变的范围比较大或分散,则应分次治疗,每次最多治疗3~4处,以免治疗后咽痛剧烈,甚至影响吞咽和呼吸。间隔7~10日以后,再做第二次治疗。每次治疗后可用淡盐水或氯己定漱口液频频含漱。平时有高血压、心脏病、脑血管病以及其他严重全身疾病者,忌用激光治疗。

36 慢性咽炎如何应用微波疗法？

咨询： 我今年44岁，是高中教师，患慢性咽炎已很长一段时间，不仅口服过治疗慢性咽炎的中药、西药，还局部用过含片，效果都不太好。到医院就诊，医生建议用微波疗法，我想咨询一下慢性咽炎如何应用微波疗法？

解答： 微波是一种能量集中的高频电磁波，可以穿透组织并达到一定的深度。其作用于生物组织时，通过组织的内生热效应，使组织内部受热而温度升高，在2~3秒钟时间内使组织的局部温度达到100℃左右，同时使黏膜下小血管、淋巴管封闭，组织发生凝固、变性、坏死，逐步缩小脱落，最后使不适症状缓解或消失，从而达到治疗的目的。

微波治疗慢性咽炎，主要用于慢性肥厚性咽炎，通过高温凝固咽后壁增生的淋巴滤泡和扩张的血管，使咽后壁及舌根淋巴滤泡萎缩、脱落，而产生疗效。微波治疗在瞬间产生的高温仅作用于病变局部，对周围组织损伤甚微。同时，微波有明显的杀菌、增加酶活性、加强代谢、增强咽喉免疫能力、促进水肿吸收等作用，对改善患者的不适症状有良好的效果。其优点是治疗过程中无痛，仅有热烫或蚊咬感，术后反应轻，愈后不影响正常功能，术中无炭化烟雾形成及出血。

（1）仪器：国产常规微波治疗仪，输出功率0~100瓦，使用针型辐射杆和脚踏开关。

（2）体位和操作：患者取端坐位，用碘伏等进行局部常规消毒，1% 丁卡因喷雾咽部黏膜进行表面麻醉，或 1% 利多卡因加适量 0.1% 肾上腺素局部浸润麻醉，用压舌板充分暴露咽腔，用针状治疗头对准咽后壁增生突起的淋巴滤泡，紧贴表面进行热凝，功率 30~40 瓦，时间 3~5 秒，脚踏开关启动微波。以病变的黏膜局部组织凝固发白、体积明显缩小变平即可，并逐个完成所有滤泡的热凝，一般治疗 1 次即可。针对滤泡成团状增生或咽侧索明显肥厚者，需进行分次治疗，一般 3~4 次为 1 个疗程，每次间隔 1 周。术后疼痛时可含服冰块，流质饮食数天，15 天内避免进食生硬、辛辣有刺激性的食物，避免剧烈运动。术后 2 周内患者自觉不适症状消除，后壁滤泡脱落，咽侧索变薄。

（3）注意事项：由于微波对组织损伤是一个热量传导过程，在治疗的辐射范围里，局部组织的损伤基本是一致的，含水量越多，受损越重。治疗时必须严格控制时间，分期、分次治疗，切不可大功率超时操作，避免由于局部组织过度损伤，引起萎缩性咽炎。要控制好脚踏开关，根据局部的病变情况，决定治疗的时间，通常以每次 3~5 个淋巴滤泡，每次间隔 1 周进行治疗。

在利用微波治疗慢性肥厚性咽炎的同时，可配合使用清热泻火、疏风消肿的利咽汤内服，疗效更佳。利咽汤药方为胖大海 18 克，菊花、金银花各 12 克，麦冬 10 克，桔梗、薄荷各 9 克。用法为每日 1 剂，水煎取汁，分早、晚 2 次服，10 日为 1 个疗程。

37 冷冻疗法治疗慢性咽炎有哪些注意事项？

咨询： 我近段时间总感觉咽喉部像是有个东西一样不舒服，到医院就诊，经检查诊断为慢性咽炎，医生建议在服药治疗的同时配合冷冻疗法。听说冷冻疗法有一些注意事项，请问冷冻疗法治疗慢性咽炎有哪些注意事项？

解答： 冷冻疗法是利用超低温快速冷冻作用，使咽后壁增生之淋巴滤泡组织中细胞内形成冰晶而破坏细胞膜，大量细胞液消失，造成组织细胞脱水，进而冰晶融合，完全破坏细胞核和细胞膜，使细胞内液体蛋白分子变性，栓塞毛细血管，然后细胞冷冻坏死，缓慢脱落。最终致使咽部患病组织完全消失或缩小，而且冷冻后病损处不会出血。在咽部滤泡组织坏死脱落过程的同时，机体产生自体免疫反应，同时自动修复受损细胞。由于冷冻疗法经济、安全、疗效高、患者痛苦少、无任何不良反应，因此，液氮冷冻治疗方法可作为慢性肥厚性咽炎患者积极的治疗方法之一。

在使用冷冻疗法治疗慢性咽炎时，必须注意以下两点：一是液态氮是一种无味无害的物质，用其来进行治疗对人体不会有任何伤害，治疗时除咽部稍有刺痛外，无其他任何感觉。治疗前消除患者的恐惧情绪，取得患者的配合，以便治疗能顺利进行。二是在接受冷冻治疗后局部会有疼痛，治疗处淋巴滤泡水肿坏死并形成白色假膜，一般持续1周左右可自行消退，嘱患者无须顾虑。对个别疼痛剧烈者，可给予镇痛药，局部肿胀明显者可给予消炎及激素等进行治疗。

38 预防咽炎应从哪些方面入手？

咨询： 我爱人患咽炎已经很长一段时间，药没少吃，还理疗过，效果都不太好，还是总感觉咽喉部干痒不舒服。我担心自己也会患上咽炎，准备采取一些预防措施，但不清楚怎样做，请您告诉我预防咽炎应从哪些方面入手？

解答： 您的想法完全正确，疾病重在预防，咽炎也是如此。要预防咽炎，应从以下几个方面入手。

（1）坚持锻炼：锻炼身体、增强体质是预防咽炎的基本方法。咽是全身的一部分，许多咽部疾病都与全身健康状况密切相关，因此，保持强健的体魄是预防咽炎最基本、最重要的条件之一。平时生活要有规律，做到劳逸结合，养成体育锻炼的习惯，如坚持慢跑、打太极拳、游泳等，使机体的新陈代谢功能活跃。要多进行室外活动，呼吸新鲜空气，接受阳光沐浴。常用冷水洗澡、擦身，能使人精力充沛，增强对冷热的适应力，提高免疫力。

（2）预防感冒：伤风感冒是引起急性咽炎和慢性咽炎急性发作的主要原因之一，而且发病率很高。因此，应注意天气的冷暖变化，随时增减衣服，活动出汗后不要马上到阴冷的地方，或吹风、冲冷水澡。睡觉时应关上电扇，空调温度不可开得太低，避开风口处。在感冒流行季节应尽量少去公共场所，以免相互传染。可服用一些预防感冒的中药。

（3）讲究卫生：应重视口腔和鼻腔卫生，防治口、鼻疾病。咽位于口、鼻后下方，与口、鼻直接相连，口腔、鼻腔、鼻窦的慢性感染常常因病毒、细菌、毒素、脓液等波及咽部黏膜而导致咽炎。因此，平时要注意保持口腔清洁，饭后漱口，早晚刷牙，并掌握上、下竖刷牙齿的正确方法。患了龋齿、牙髓炎、牙周炎、鼻炎、鼻窦炎等病，应积极治疗。

此外，还要注意饮食卫生，保证身体营养均衡，少吃过热、过冷及辛辣刺激食物，保持大便通畅。因职业要求讲话过多的人，如教师、歌手、公交车售票员等，应掌握正确的发声方法，避免高声喊叫，长时间讲话后不要马上吃冷饮，平时还要注意休息。一旦患了急性咽炎，必须及时治疗，不要自认为是小病而忽视治疗，以致迁延日久，转为慢性咽炎，增加治疗难度。

39 寒冷季节如何预防急性咽炎和慢性咽炎急性发作？

咨询：我患有慢性咽炎，知道寒冷的季节不仅是急性咽炎的高发季节，也是慢性咽炎急性发作的一个"关口"。眼看冬季要到了，我准备采取一些预防措施，请您介绍一下**寒冷季节如何预防急性咽炎和慢性咽炎急性发作？**

解答：漫长而寒冷的冬季，冷空气活动频繁，是急性咽炎的高发季节，也是慢性咽炎患者急性发作的一个"关口"。有咽炎病史的人，冬季容易因受冷感冒、烟雾尘埃污染、化学品过敏等因素导致急性咽炎和慢性咽炎急性发作，所以寒冷季节尤其要注意预防急性咽炎和慢性咽炎急性发作。

预防急性咽炎和慢性咽炎急性发作，最好从初秋开始就坚持锻炼（当然一年四季坚持锻炼更好），加强肺功能，天气好时到户外活动，呼吸新鲜空气，提高呼吸道御寒和适应能力。锻炼强度以不感到疲劳、舒适为宜，选择适合自己的锻炼项目，可进行呼吸操、扩胸运动、腹式呼吸、打太极拳、慢跑等，为顺利过冬打下基础。寒冷季节要注意防寒保暖，随天气的变化及时增减衣服，外出时注意戴口罩和围巾，预防冷空气刺激及伤风感冒，尤其注意预防细菌感染，细菌感染是急性咽炎和慢性咽炎急性发作的最主要诱因。同时，要尽量避免与感冒发热患者接触，少去人群拥挤、空气污浊的场所，要加强室内通风，保持空气新鲜。在饮食调理上，宜选择清淡易消化且富有营养的食物，可适当多吃新鲜蔬菜和水果，不吃或少吃辛辣刺激性食物，切记戒除吸烟、饮酒。总之，只要做好预防和调养工作，就能够预防和减少急性咽炎和慢性咽炎急性发作。

40 慢性咽炎患者如何预防感冒？

咨询： 我今年 50 岁，患有慢性咽炎，知道感冒既是急、慢性咽炎的主要发病因素，也是慢性咽炎病情反复和加重的重要诱因。积极预防感冒对慢性咽炎患者来说无疑是十分重要的，我要问的是慢性咽炎患者如何预防感冒？

解答： 的确像您所知道的那样，感冒既是急、慢性咽炎的主要发病因素，也是慢性咽炎病情反复和加重的重要诱因，积极预防感冒对慢性咽炎患者来说无疑是十分重要的。慢性咽炎患者预防感冒，应从以下几个方面入手。

（1）戒除吸烟：吸烟有害健康，吸烟的烟雾可直接刺激上呼吸道黏膜，从而加重炎症反应，烟雾也可减缓鼻黏膜的纤毛蠕动速度及改变鼻黏液浓度，同时吸入体内的烟雾还会降低白细胞的活动能力，上述因素都易使感冒病毒侵入机体而发生感冒。吸烟是急、慢性咽炎治疗康复的一大障碍，咽炎患者一定要戒烟。

（2）坚持锻炼：坚持运动锻炼，尤其锻炼呼吸功能，是增强体质、预防感冒的可靠方法。锻炼呼吸功能的具体方法是缓慢地深吸气，然后缩唇成吹口哨状，让气从口慢慢呼出，吸气与呼气的时间之比为 1∶2，每日早、中、晚各做 1 遍呼吸操，每遍重复 20~30 次。同时还可从夏季开始进行御寒锻炼，即用冷水洗脸，经过秋季，直到冬季，通过对鼻黏膜的反复刺激，以增强其抗寒能力，减少冬季感冒病毒的侵入。

（3）起居规律：保持规律化的生活起居是提高机体免疫功能的有效方法。慢性咽炎患者应劳逸结合，避免过度劳累，按时休息，保证充足的睡眠。坚持睡前用热水洗脚，并按摩涌泉穴。起床后进行适度的体育活动，养成定时开窗通风的习惯，保持室内空气流通、清洁。

（4）合理营养：注意饮食调理，食用富含蛋白质、维生素且易于消化吸收的食物，也可在医生的指导下用药膳进行调理，以增强体质，改善呼吸功能，预防减少感冒的发生。

（5）自我按摩：自我按摩对防治感冒大有好处，慢性咽炎患者可采用自我按摩的方法预防感冒。方法是按摩面部迎香穴，两手食指先在两侧鼻翼上下摩擦 40 次，然后在迎香穴（在鼻翼外缘中点旁开，鼻唇沟中取穴）上由外向内旋转按揉 20 次。在鼻翼上摩擦能加快鼻部血液循环，尤其是感冒初期时有良好的治疗作用，按摩迎香穴可起到疏经活血、清火散风、健鼻通窍之功效。

（6）预防传染：在感冒流行季节或感冒多发时期，最好不要到人多的公共场所，如车站、商场、集市，宜待在家中，室内可用食醋熏蒸，预防传染，防止感冒发生。同时还可应用一些中药和预防流感的疫苗等，以预防传染和感冒发生。

第二章
中医治疗咽炎

提起中医，大家会想到阴阳、五行、舌苔、脉象等，认为中医知识深奥难懂，对疾病的认识与西医不同。本章采取通俗易懂的语言，讲解了中医是怎样认识咽炎的、咽炎的中医分型，以及中医治疗咽炎常用的方药、方法等，以便让大家了解一些中医防治咽炎的知识，合理选择中医治疗咽炎的药物和方法。

01 中医治疗咽炎有哪些优势？

咨询： 我今年 29 岁，近段时间总感觉咽喉部干痒，到医院就诊，经检查诊断为咽炎，我相信中医，准备采用中医的方法治疗。听说中医治疗咽炎有很多优势，想进一步了解一下，请您告诉我**中医治疗咽炎有哪些优势**？

解答： 的确像您听说的那样，中医治疗咽炎有很多优势。中医学注重疾病的整体调治、非药物治疗和日常保健，有丰富多彩的治疗调养手段，中医在治疗咽炎方面较西医有明显的优势，采用中医方法治疗调养咽炎，以其显著的疗效和较少的不良反应深受广大患者的欢迎。

（1）强调整体观念和辨证论治：中医认为人是一个有机的整体，疾病的发生是机体正气与病邪相互作用、失去平衡的结果，咽炎的出现更是如此。中医治疗咽炎，应在重视整体观的前提下辨证论治。辨证论治是中医学的精华所在，同样是咽炎，由于发病时间、地区以及患者机体的反应性不同，或处于不同的发展阶段，所表现的病证不同，因而治法也不一样，所谓"证同治亦同，证异治亦异"。切之临床，咽炎有急性咽炎和慢性咽炎之分，有诸多证型存在，辨证论治使治疗用药更具针对性，有助于提高临床疗效。

（2）具有丰富多彩的治疗手段：中医有丰富多彩的治疗调养手段，除内服、外用药物治疗外，还有针灸、按摩、贴敷、穴位注射以及饮食调理、情志调节、起居调摄等调治方法，在重视内服、外用药物治疗的同时，采取综合性的措施，配合以针灸、按摩、贴敷、饮食调理、情志调节、起居调摄等治疗调养方法进行调治，以发挥综合治疗的优势，是促进咽炎逐渐康复的可靠方法，也是现今中医常用的治疗咽炎的方法。

（3）具有独具特色的食疗药膳：根据"药食同源"之理论选用饮食药膳调治疾病是中医学的一大特色，也是中医调治咽炎的优势所在。很多食物，诸如甲鱼、绿豆、莲藕、黄瓜等，不仅营养丰富，而且具有一定的清热养阴、解毒消肿等作用，对调治急性咽炎、慢性咽炎大有益处，根据具体情况选用这些食物就能改善咽炎患者的自觉症状。有一些食物如山药、山楂、芝麻、核桃仁、百合、茯苓等，为药食两用之品，根据辨证结果的不同选择食用则可发挥药物之功效，其调治咽炎的功效显著。选用适宜的食物配合以药物或药食两用之品制成的药膳，具有良好的调整脏腑功能的作用，能减轻或缓解咽部疼痛不适等自觉症状，依据其功效选择应用以调治咽炎，其效果更好。

02 治疗咽炎常用的单味中药有哪些？

咨询： 我患有咽炎，吃了不少西药，效果都不太好，听说中药治疗咽炎效果不错，并且没有副作用，我准备服用一段时间中药。我知道中药的种类繁多，有一些并不适合治疗咽炎，我要问的是治疗咽炎常用的单味中药有哪些？

解答：我国有着丰富的中药资源，中药的种类繁多，本草书籍所载品种达数千种，临床常用的单味中药也有数百种之多，不过并不是所有中药都适宜于治疗咽炎，下面介绍几种治疗咽炎常用的单味中药，以供参考。

（1）射干

性味归经：苦，寒。归肺经。

功效应用：清热解毒，祛痰利咽。射干苦寒泄降，清热解毒，入肺经，清肺泻火，降气消痰，消肿，是治疗咽喉肿痛的常用药物。可单用捣汁含咽，或以醋研汁噙，引涎出即可，亦可与黄芩、桔梗、甘草等同用。射干善于清泻肺火，降气消痰，以平喘止咳，也用于痰盛咳喘，常与桑白皮、马兜铃、桔梗等清热化痰药同用，方如射干马兜铃汤。适当配伍射干也可用于寒痰气喘、咳嗽痰多等证，应与细辛、生姜、半夏等温肺化痰药配伍，方如射干麻黄汤。

用法用量：煎服，6~10克。

注意事项：孕妇忌用或慎用。

（2）马勃

性味归经：辛，平。归肺经。

功效应用：清热解毒，利咽，止血。马勃味辛质轻，入肺经，既能宣散肺经风热，又能清泻肺经实火，长于解毒利咽，用于风热及肺火咽喉肿痛、咳嗽失音，为治咽喉肿痛的常用药物。轻者可单用研末含咽，或与金银花、连翘、黄芩等药配用，重者可与薄荷、牛蒡子及玄参、板蓝根等同用，共奏疏散风热、清热解毒之功，方如普济消毒饮。马勃有止血之功，也用于吐血衄血、外伤出血，用治火邪迫肺，血热妄行引起的吐血、衄血等症，可单用，或与其他凉血止血药配伍，用治外伤出血，则可用马勃粉撒敷伤口，有止血作用。

用法用量：煎服，3~6 克。外用适量。

（3）石斛

性味归经：甘，微寒。归胃、肾经。

功效应用：养阴清热，益胃生津。石斛有清热生津之效，用于热病伤津，低热烦渴，口燥咽干，舌红苔少，常配生地、麦冬等，方如《时病论》之清热保津法。石斛善养胃阴，生津液，故也用于胃阴不足，口渴咽干，食少呕逆，胃脘嘈杂，隐痛或灼痛，舌光少苔等，常配麦冬、竹茹、白芍等同用。此外，石斛尚有补肾养肝明目及强筋的作用，治肾虚目暗、视力减退、内障失明等，常与菊花、枸杞子、熟地等配伍，方如石斛夜光丸；治肾虚痿痹，腰脚软弱，常与熟地、怀牛膝、杜仲、桑寄生等配伍。

用法用量：煎服，10~15 克，鲜用 15~30 克。

（4）桔梗

性味归经：苦、辛，平。归肺经。

功效应用：宣肺祛痰，利咽，排脓。本品辛散苦泄，宣开肺气，祛痰利气，用于肺气不宣的咳嗽痰多、胸闷不畅，无论属寒属热皆可应用，风寒者配紫苏、杏仁，方如杏苏散；风热者配桑叶、菊花、杏仁，方如桑菊饮；若胸膈痞闷，痰阻气滞，升降失司者，配枳壳以升降气机，理气宽胸。桔梗能宣肺利咽开音，故也用于咽喉肿痛、失音，凡外邪犯肺、咽痛失音者，配甘草、牛蒡子等，方如桔梗汤及加味甘桔汤；若咽喉肿痛、热毒盛者，配射干、马勃、板蓝根等以清热解毒利咽。根据桔梗性散上行，利肺气以排壅肺之脓痰的功效，还用于肺痈咳吐脓痰，治肺痈咳而胸痛，时吐浊唾腥臭，久久吐脓血者，配甘草组方，方如桔梗汤，临床上更配以鱼腥草、冬瓜仁等以加强清肺排脓之功。此外，根据桔梗宣开肺气而通二便之作用，还用于治疗癃闭、便秘等。

用法用量：煎服，3~10克。

注意事项：本品升散，凡气机上逆，呕吐、呛咳、眩晕，阴虚火旺咳血等，不宜用。用量过大易致恶心呕吐。

（5）麦冬

性味归经：甘、微苦，寒。归心、肺、胃经。

功效应用：养阴润肺，益胃生津，清心除烦。麦冬能养阴、清热、润燥，用于肺阴不足而有燥热的干咳痰黏、劳热咳嗽等。治燥咳痰黏，咽干鼻燥，常与桑叶、杏仁、阿胶等配伍，方如清燥救肺汤；治劳热咳嗽，常配天冬，方如《张氏医通》之二冬膏。麦冬能益胃生津，润燥，故也用于胃阴虚或热伤胃阴，口渴咽干，大便燥结，以及慢性咽炎出现口咽干燥症状者。治热伤胃阴的口渴咽干，常配玉竹、沙参等，方如益胃汤；治热病津伤，肠燥便秘，常与玄参、生地配伍，方如《温病条辨》之增液汤。麦冬能养阴清心，除烦安神，也用于心阴虚及温病热邪扰及心营之心烦不眠、舌绛而干等。治阴虚有热的心烦不眠，常与生地、酸枣仁等同用，方如天王补心丹；治邪扰心营、身热烦躁、舌绛而干等，常配黄连、生地、竹叶心等同用，方如清营汤。

用法用量：煎服，10~15克。

（6）薄荷

性味归经：辛，凉。归肺、肝经。

功效应用：疏散风热，清利头目，利咽透疹，疏肝解郁。本品辛以发用，凉以清热，清轻凉散，为疏散风热常用之品，故可用于风热感冒或温病初起，邪在卫分，头痛、发热、微恶风寒者，常配金银花、连翘、牛蒡子、荆芥等同用，方如银翘散。薄荷轻扬升浮，芳香通窍，功善疏散上焦风热，清头目、利咽喉，用于头痛目赤、咽喉肿痛。用治风热上攻，头痛目赤，多配合桑叶、菊花、蔓荆子等同用；用治风热壅盛，咽喉肿痛，常配桔梗、生甘草、僵蚕、荆芥、防风等同用。薄荷入肝经，能疏肝解郁，常配合柴胡、白芍、当归等疏肝理气调经之品，治疗肝郁气滞、胸胁胀痛、月经不调等，方如逍遥散。薄荷质轻宣散，有疏散风热、宣毒透疹之功，故还用于麻疹不透、风疹瘙痒。此外，薄荷芳香辟秽，还可用于治疗夏令感受暑湿秽浊之气所致之痧胀腹痛、吐泻等，常与藿香、佩兰、白扁豆等同用。

用法用量：煎服，3~6克，宜后下。其叶长于发汗，梗偏于理气。

注意事项：本品芳香辛散，发汗耗气，故体虚多汗者不宜使用。

（7）蝉蜕

性味归经：甘，寒。归肺、肝经。

功效应用：疏散风热，透疹止痒，明目退翳，止痉。蝉蜕甘寒清热，质轻上浮，长于疏散肺经风热，宣肺疗哑，故可用于风热感冒，咽痛音哑。用于风热感冒或温病初起，发热头痛者，常配菊花、薄荷、连翘等同用；治疗风热上攻，咽痛音哑者，常与胖大海等同用，方如海蝉散。蝉蜕宣散透发，疏散风热，透疹止痒，常用于麻疹不透，风疹瘙痒。治疗风热外束，麻疹不透，常与薄荷、牛蒡子、紫草等同用，方如透疹汤；治疗风湿热相搏，风疹湿疹，皮肤瘙痒，常配荆芥、防风、苦参等同用，方如消风散。蝉蜕入肝经，善疏散肝经风热而有明目退翳之功，故可用于治疗风热上攻、目赤肿痛、翳膜遮睛，常配菊花、白蒺藜、决明子等同用，方如蝉花散。此外，根据蝉蜕疏散风热、凉肝息风止痉之功效，还用于惊痫夜啼、破伤风等证。

用法用量：煎服，3~10克，或单味研末冲服。一般病证用量宜小，止痉则需大量。

注意事项：《别录》中有"主妇人生子不下"的记载，故孕妇当慎用。

（8）板蓝根

性味归经：苦，寒。归心、胃经。

功效应用：清热解毒，凉血利咽。板蓝根有类似于大青叶的清热解毒凉血之功，而更以解毒利咽散结见长，主要用于温热病发热、头痛、咽喉肿痛，或温毒发斑、痄腮、痈肿疮毒、丹毒、大头瘟疫等多种热毒炽盛之证。如用于外感风热发热头痛或温病初起有上述证候者，常与金银花、连翘、荆芥等同用；治大头瘟疫、头面红肿、咽喉不利等证，常配伍玄参、连翘、牛蒡子等，方如普济消毒饮。

用法用量：煎服，10~15克。

注意事项：脾胃虚寒者忌用。

（9）山豆根

性味归经：苦，寒。归肺、胃经。

功效应用：清热解毒，利咽消肿。山豆根大苦大寒，功能清热解毒、利咽消肿，为治疗咽喉肿痛的要药，用于热毒蕴结，咽喉肿痛。轻者可单用本品，水煎服或含漱；重者须配伍玄参、板蓝根、射干等药，以增强疗效。山豆根大苦大寒，入胃经，清胃火，故对胃火上炎引起的牙龈肿痛、口舌生疮等症也可应用，可单用煎汤漱口，或与石膏、黄连、升麻、丹皮等同用。此外，山豆根还可用于湿热黄疸、肺热咳嗽、痈肿疮毒等症，近年来用于钩端螺旋体病及早期肺癌、喉癌、膀胱癌等，均取得了一定疗效，同时山豆根对慢性肝炎也有一定疗效。

用法用量：煎服，3~10克。

注意事项：本品大苦大寒，过量服用易引起呕吐、腹泻、胸闷、心悸等副作用，故用量不宜过大。脾胃虚寒者慎用。

（10）野菊花

性味归经：苦、辛，微寒。归肺、肝经。

功效应用：清热解毒。野菊花有较强的清热解毒作用，用于痈疽疔疖、丹毒，可单用，内服或捣鲜品敷患处，或与蒲公英、紫花地丁、金银花等配伍，方如五味消毒饮。野菊花解毒泻火，利咽止痛，用于热毒上攻之咽喉肿痛、风火赤眼等证。用治咽喉肿痛，常配蒲公英、紫花地丁、连翘等；治风火相煽之目赤肿痛，常与金银花、密蒙花、夏枯草等配合，方如《经验方》中之金黄泻肝汤。此外，野菊花内服并煎汤外洗也用于治湿疹等皮肤瘙痒。

用法用量：煎服，6~18克。外用适量。

（11）牛蒡子

性味归经：辛、苦，寒。归肺、胃经。

功效应用：疏散风热，透疹利咽，解毒消肿。牛蒡子辛散苦泄，寒能清热，故有疏散风热、宣肺利咽之功效，用于风热感冒，咽喉肿痛。用治风热感冒、咽喉肿痛，常配金银花、连翘、荆芥、桔梗等同用，方如银翘散；若风热壅盛，咽喉肿痛，热毒较甚者，可与大黄、薄荷、荆芥、防风等同用，方如牛蒡子汤；若风热咳嗽，痰多不畅者，常配荆芥、桔梗、前胡、甘草。牛蒡子辛苦性寒，于升浮之中又有清降之性，能外散风热，内泄其毒，有清热解毒、消肿利咽之效，且性偏滑利，兼可通利二便，故用于治痈肿疮毒、痄腮喉痹。治风热外袭，火毒内结，痈肿疮毒，兼有便秘者，常与大黄、芒硝、栀子、连翘、薄荷等同用。牛蒡子配瓜蒌、连翘、天花粉、青皮等同用，又可用于治疗肝郁化火、胃热壅络之乳痈证，方如瓜蒌牛蒡汤；牛蒡子配玄参、黄芩、黄连、板蓝根等同用，还可治瘟毒发颐、痄腮喉痹等热毒之证，方如普济消毒饮。另外，牛蒡子清泄透用，能疏散风热，透泄热毒而促使疹子透发，所以还用于麻疹不透或透而复隐，常配薄荷、荆芥、蝉蜕、紫草等同用，方如透疹汤。

用法用量：煎服，3~10克。炒用寒性略减。

注意事项：本品性寒，滑肠通便，气虚便溏者慎用。

（12）穿心莲

性味归经：苦，寒。归肺、胃、大肠、小肠经。

功效应用：清热解毒，燥湿消肿。穿心莲苦寒降泄，清热解毒，善清肺火，故凡肺热肺火引起的病症皆可应用，常用于外感风热、温病初起、肺热咳喘、肺痈吐脓、咽喉肿痛等。治外感风热或温病初起，发热头痛，常与金银花、连翘、薄荷等同用；治肺热咳嗽气喘，常与黄芩、桑白皮、地骨皮等合用；治肺痈咳吐脓痰，多与鱼腥草、桔梗、冬瓜仁等同用；治咽喉肿痛，常与玄参、牛蒡子、板蓝根等同用。穿心莲苦燥性寒，有清热解毒燥湿之功效，故凡湿热诸症均可应用，可用于湿热泻痢、热淋涩痛、湿疹瘙痒等。治胃肠湿热，腹痛泄泻，下痢脓血者，可单用或与马齿苋、黄连等同用；治膀胱湿热，淋沥涩痛者，多与车前子、白茅根、黄柏等合用；治湿疹瘙痒，可以本品为末，甘油调涂。穿心莲有较好的清热解毒、燥湿消肿之功效，故也用于湿热火毒诸症，对痈肿疮毒、蛇虫咬伤有一定疗效。治痈肿疮毒，蛇虫咬伤，可单用，或配金银花、野菊花、蚤休等煎服，并用鲜品捣烂外敷，均有解毒消肿的作用。

用法用量：煎服，3~6克。多作丸、散、片剂。外用适量。

注意事项：煎剂易致呕吐。脾胃虚寒者不宜用。

03 治疗咽炎的著名方剂有哪些？

咨询：我今年36岁，患咽炎已很长一段时间了，用了不少西药，效果都不太好，于1周前改服中药汤剂，用的方剂是沙参麦冬汤加减。听说治疗咽炎的方剂有很多，其中不乏著名者，我想知道治疗咽炎的著名方剂有哪些？

解答：治疗咽炎的方剂确实有很多，这当中最著名的当数桔梗汤、桑杏汤、桑菊饮、左归饮、麦门冬汤、沙参麦冬汤、半夏厚朴汤以及清燥救肺汤，下面将其组成、用法、功效、主治、方解介绍如下。

（1）桔梗汤（《伤寒论》）

组成：桔梗10克，甘草6克。

用法：每日1剂，水煎取汁，分早、晚2次服。

功效：宣肺祛痰，清热利咽。

主治：咳嗽有痰，咽喉肿痛；肺痈，咳而胸满，振寒脉数，咽干不渴，时出浊唾腥臭，久久吐脓如米粥。

方解：方中桔梗宣肺祛痰利咽，且能排脓；甘草清热解毒。二药相配，有宣肺祛痰、清热利咽、排脓解毒之功。

按语：本方以咳嗽痰多、咽喉肿痛为辨证要点。现在常用本方根据辨证加减治疗咽喉炎、扁桃体炎、肺炎、肺脓肿、支气管炎等。若恶寒发热者加金银花、连翘；咽痛音哑者加薄荷、牛蒡子、蝉蜕；咳痰黄稠者加桑白皮、黄芩、贝母；肺痈者加芦根、薏苡仁、冬瓜仁、鱼腥草。

（2）桑杏汤（《温病条辨》）

组成：杏仁4.5克，沙参6克，桑叶、象贝、香豉、栀皮、梨皮各3克。

用法：每日1剂，水煎取汁，分早、晚2次服。

功效：清宣温燥。

主治：外感温燥，邪在肺卫，身不甚热，干咳无痰，咽干口渴，右脉数大。

方解：方中桑叶、豆豉宣肺散邪；杏仁宣肺利气；沙参、贝母、梨皮润肺止咳；栀子清泄胸膈之热。诸药合用，共奏清宣温燥、润肺止咳之效。

按语：本方以身微热，干咳无痰，咽干口渴，舌红苔薄白而燥，脉浮数为辨证要点。现在常用本方根据辨证加减治疗上呼吸道感染、百日咳、肺结核咯血、急性或慢性咽炎等。若咽喉干痛明显，加牛蒡子；鼻衄，加白茅根、侧柏叶；津伤较甚者，加麦冬、玉竹；热重者，加石膏、知母。本方证邪气轻浅，肺药亦宜轻清，故用药既取气味之轻，且煎煮时间亦不宜过长，原书方后注云"轻药不得重用"，即此义也。

（3）桑菊饮（《温病条辨》）

组成：桑叶 8 克，菊花、薄荷、甘草各 3 克，杏仁、桔梗、苇根各 6 克，连翘 5 克。

用法：每日 1 剂，水煎取汁，分早、晚 2 次服。

功效：疏风清热，宣肺止咳。

主治：风温初起，咳嗽，身热不甚，口微渴，舌苔薄白或薄黄，脉浮数。

方解：方中桑叶清透肺络之热，菊花清散上焦风热，并作主药；辅以辛凉之薄荷，助桑叶、菊花散上焦风热，桔梗、杏仁一升一降，解肌肃肺以止咳；连翘清透膈上之热，苇根清热生津止渴，用作佐药；甘草调和诸药，是作使药之用。诸药配合，有疏风清热、宣肺止咳之功。

按语：本方以咳嗽，身热不甚，口微渴为辨证要点。现在常用本方根据辨证加减治疗上呼吸道感染、流行性感冒、急性扁桃体炎、急性咽炎、急性支气管炎、肺炎、麻疹、百日咳等。咳嗽痰稠、咳痰不爽者，加瓜蒌皮、浙贝母；痰多黄稠者加黄芩、冬瓜仁；痰中带血者加白茅根、藕节、丹皮；热盛者加石膏、金银花、连翘；咽痛者加射干、玄参等。

（4）左归饮（《景岳全书》）

组成：熟地 9 克，山药、枸杞子各 6 克，炙甘草 3 克，茯苓 4 克，山茱萸 5 克。

用法：每日 1 剂，水煎取汁，分早、晚 2 次服。

功效：养阴补肾。

主治：真阴不足，腰膝酸软，头晕耳鸣，盗汗，口燥咽干，口渴欲饮，舌光红，脉细数。

方解：方中用熟地为主药，甘温滋肾以填真阴；辅以山茱黄、枸杞子养肝血，合主药以加强滋肾阴而养肝血之效；佐以茯苓、炙甘草益气健脾，山药益阴健脾滋肾。合而用之，有滋肾养肝益脾之效。

按语：本方以头晕耳鸣，腰酸咽干，舌光红，脉细数为辨证要点。现在常用本方根据辨证加减治疗男性不育症、肺结核、神经衰弱、高血压、慢性咽炎、糖尿病、月经不调、绝经期综合征、女性不孕症、慢性肾炎、甲状腺功能亢进症等。

（5）麦门冬汤（《金匮要略》）

组成：麦门冬60克，半夏9克，人参、粳米各6克，甘草4克，大枣3枚。

用法：每日1剂，水煎取汁，分早、晚2次服。

功效：滋养肺胃，降逆和中。

主治：肺阴不足，咳逆上气，咳痰不爽，或咳吐涎沫，口干咽燥，手足心热，舌红少苔，脉虚数；胃阴不足，气逆呕吐，口渴咽干，舌红少苔，脉虚数。

方解：方中重用麦门冬为主药，以其甘寒之性，滋养肺胃之阴，且清虚火。以半夏为辅，意在降逆化痰，其性虽燥，但与大量麦门冬配伍，则燥性减而降逆之性存，独取其善降肺胃虚逆之气，且又使麦门冬滋而不腻。佐以人参补益中气，与麦门冬配伍，大有补气生津之功。复加粳米、大枣、甘草补脾益胃，使中气健运，则津液自能上输于肺，于是胃得其养，肺得其润，此亦"培土生金"之意。药仅六味，主从有序，润降相宜，既滋肺胃，又降逆气。对于虚热肺痿，咳唾涎沫者，是为正治之方；对于胃阴不足，气逆呕吐者，亦为恰当之剂。

按语：本方以咳逆，呕吐，口干咽燥，舌红少苔，脉虚数为辨证要点。现在常用本方根据辨证加减治疗慢性支气管炎、支气管扩张、肺结核、消化性溃疡、失音、慢性咽炎、慢性胃炎、神经官能症、妊娠恶阻等。

（6）沙参麦冬汤（《温病条辨》）

组成：沙参、玉竹、麦冬、白扁豆、天花粉各10克，桑叶6克，生甘草5克。

用法：每日1剂，水煎取汁，分早、晚2次服。

功效：清养肺胃，生津润燥。

主治：燥伤肺胃，津液亏损，咽干口渴，干咳少痰，舌红少苔。

方解：方中沙参、麦冬清肺养阴，益胃生津，共为主药；辅以天花粉、玉竹生津润燥，增加沙参、麦冬清养肺胃之力；佐以桑叶轻宣燥热，白扁豆健脾益气；甘草为使，调和诸药。全方共奏清养肺胃、生津润燥之功。

按语：本方以咽干口渴，干咳少痰，舌红少苔为辨证要点。现在常用本方根据辨证加减治疗急性或慢性支气管炎、肺炎、急性或慢性咽炎、肺结核、口疮、秋燥、心动过速、呕吐等。若久热久咳者加地骨皮、川贝母；咯血者加侧柏叶、仙鹤草、白及、三七；潮热颧红者加银柴胡、黄芩；气虚者加人参、山药；阴虚者加生地、玄参等。

（7）半夏厚朴汤（《金匮要略》）

组成：半夏、茯苓各12克，厚朴、生姜各9克，苏叶6克。

用法：每日1剂，水煎取汁，分早、晚2次服。

功效：行气散结，降逆化痰。

主治：咽中如有物阻，咳吐不出，吞咽不下，脘腹痞胀，胸胁满闷，或嗳气，或呕恶等。

方解：方中半夏化痰散结，降逆和胃，为主药。厚朴下气除满，助半夏以散结降逆；茯苓甘淡渗湿，助半夏以化痰，共为辅药。生姜辛温散结，和胃止呕；苏叶芳香行气，理肺舒肝，共为佐使药。诸药合用，共奏行气散结、降逆化痰之功。

按语：本方以咽中如有物阻，脘腹痞胀不适，嗳气呕恶，舌苔白腻，脉弦滑为辨证要点。现在常用本方根据辨证加减治疗癔症、胃肠神经官能症、慢性胃炎、食管痉挛、慢性咽炎、妊娠恶阻、急性或慢性支气管炎、风寒咳嗽、寒湿泄泻等。应当注意的是本方药物多苦温辛燥，气郁化火、阴伤津乏者不宜用。

（8）清燥救肺汤（《医门法律》）

组成：冬桑叶9克，石膏8克，人参、杏仁各2克，甘草、胡麻仁、阿胶、枇杷叶各3克，麦冬4克。

用法：每日1剂，水煎取汁，分早、晚2次服。

功效：清燥润肺。

主治：温燥伤肺，头痛身热，干咳无痰，气逆而喘，咽喉干燥，鼻燥，胸满胁痛，心烦口渴，舌干无苔，脉虚大而数。

方解：方中以冬桑叶为主，清宣肺燥；以石膏、麦冬为辅，一则清肺经之热，二则润肺金之燥，如此配合，宣中有清，清中有润，石膏虽质重沉寒但量少，故不碍桑叶轻宣之性。余药皆为佐药，杏仁、枇杷叶利肺气，使肺气肃降有权；阿胶、胡麻仁润肺养阴，使肺得濡润之性；人参、甘草益气和中，使土旺金生，肺气自旺。诸药相伍，燥邪得宣，气阴得复，而奏清燥救肺之功，故以清燥救肺名之。

按语：本方以身热头痛，干咳无痰，气逆而喘，咽干鼻燥，胸满心烦，舌干无苔，脉虚大而数为辨证要点。现在常用本方根据辨证加减治疗急性或慢性支气管炎、肺炎恢复期、急性或慢性咽炎、失音、喉痹等。若身热较甚加栀子；阴虚血热加生地；津伤口渴加天花粉、玉竹、沙参；咯血加侧柏叶、仙鹤草、白及等。

04 中医是如何认识咽炎的病因病机的？

咨询： 我最近一段时间总感觉咽喉部疼痛不舒服，经检查诊断为咽炎，正在服用中药治疗。我知道中医和西医不同，中医对咽炎的发病机制有独特的认识，想了解一些这方面的知识，请问中医是如何认识咽炎的病因病机的？

解答： 正像您所知道的那样，中医和西医不同，中医对咽炎的发病机制有独特的认识。咽炎是西医之病名，是临床常见多发病，属中医"喉痹"的范畴。喉痹一名最早见于《黄帝内经》。《素问·阴阳别论》中说："一阴一阳结，谓之喉痹。"中医对咽炎病因病机的认识有一套完整的理论体系，在辨证治疗上也有丰富的经验。中医认为咽炎的发病主要与情志、饮食、体虚多病以及风邪外袭等有关。

急性咽炎者，常因风寒外侵，营卫失和，邪郁化热，壅结咽喉而致。也可因气候骤变，起居不慎，冷热失调，肺卫不固，风热邪毒乘虚入侵，从口鼻直袭咽喉，内伤于肺，相搏不去，壅结咽喉而为病。如若肺胃邪热壅盛传里，误治、失治，则病情加重。

慢性咽炎者，多为急性咽炎发展而来，主要是由于脏腑亏虚，阴阳失衡所致。内因多为肺、脾、肝、肾等功能失常，外因多为湿、热等邪趁机侵犯，不同的外因和内因产生不同的病理变化。劳损、久咳等多种原因所致体内精血丢失，损伤阴津，累及于肺，肺津亏耗，虚热内生，咽喉失于濡养而发病。久病肺气虚弱，肝郁气滞，劳倦伤脾，脾失健运，水湿内停，聚湿生痰，凝聚咽喉而发病。素体阴虚，又嗜食辛辣煎炒，痰热蕴结，上灼咽喉，或日久耗伤肺肾之阴，导致虚火上炎，灼伤津液成痰，痰热循经上扰咽喉，清道失利亦可致病。

05 中医通常将咽炎分为几种证型？

咨询：我今年 41 岁，患咽炎已很长一段时间，用过不少西药，还冷冻治疗过，效果都不太好。听说根据中医辨证分型用中药汤剂治疗效果不错，我想了解一下咽炎的中医辨证分型情况，请问中医通常将咽炎分为几种证型？

解答：您问的这个问题有很多咽炎患者都已问过，中医的特色就是整体观念和辨证论治，中医治疗咽炎是根据不同患者的不同病情，也就是不同的分型来辨证治疗的，的确效果不错。

根据咽炎的临床表现、发病机制和病程的长短等，中医通常将其分为急性咽炎和慢性咽炎两大类，在急性咽炎中有风热侵袭、风寒袭表和肺胃热盛3种证型存在，在慢性咽炎中则有肺肾阴虚、脾肾阳虚、痰火郁结3种证型存在。下面是各种证型咽炎的临床表现。

（1）风热侵袭（急性咽炎）：主要表现为咽部疼痛较重，吞咽唾液时更为明显，咽部黏膜充血肿胀，伴有发热恶风，头痛，咳嗽痰黄，舌尖红，苔薄黄，脉浮数。

（2）风寒袭表（急性咽炎）：主要表现为咽部轻微疼痛，吞咽不利，咽部黏膜淡红，伴周身不适，发热畏寒，咳嗽痰稀，鼻塞，流清涕，舌质淡红，苔薄白，脉浮紧。

（3）肺胃热盛（急性咽炎）：主要表现为咽部疼痛较重或逐渐加剧，吞咽时痛甚，痰多而黄稠，咽喉梗塞明显，咽部黏膜弥漫性充血肿胀且较显著，咽后壁淋巴滤泡红肿突起，显现有黄白色斑点状改变，伴颌下淋巴结肿大压痛，且有发热不恶寒，口渴喜饮，大便秘结，小便黄赤，舌质红，苔黄，脉洪数。

（4）肺肾阴虚（慢性咽炎）：主要表现为咽部干痛不适，灼热感、异物感，或咽痒干咳，痰少而黏，症状朝轻暮重，可伴有午后潮热、两颧潮红、虚烦失眠、大便干燥、腰膝酸软等症状，检查可见咽部黏膜暗红、干燥，舌质红少津，苔少或花剥，脉细数。

（5）脾肾阳虚（慢性咽炎）：主要表现为咽喉微痛，哽噎不适，或干不思饮，饮则喜热汤，语声低微，精神不振，小便清长，大便溏薄，纳谷不香，手足不温，腰酸腿软，检查可见咽内不甚红亦不过于肿胀，或略呈淡白色，舌质淡，苔白滑，脉沉细弱。

（6）痰火郁结（慢性咽炎）：主要表现为咽部有异物感或痰黏着感明显，灼热发干，或有微痛，易恶心作呕，痰黏稠偏黄，伴有口臭，检查可见咽部黏膜颜色暗红，黏膜质地肥厚，咽后壁淋巴滤泡增多甚至融合成块，咽侧索肿胀，舌质偏红或有瘀斑、瘀点，苔黄厚，脉细滑数。

06 中医治疗咽炎常用的法则有哪些？

咨询：我患有咽炎，吃了不少西药，效果都不太好。前几天找中医就诊，说属于气滞痰凝，以解郁散结为治法，服了3剂中药，病已好了大半。听说中医治疗咽炎有不同的法则，我想了解一下**中医治疗咽炎常用的法则有哪些？**

解答：中医治疗疾病强调辨证论治，医生说您的情况属于气滞痰凝，其治疗当然应以解郁散结为法则。辨证准确，治法得当，所以您服了3剂中药，病已好了大半。

治疗法则亦即治疗之法，是指导临床用药的依据，它是根据临床症候辨证求因，在确定成因的基础上，进行审因论治而确定出来的。当治疗法则确定之后，它就成为指导临床选方用药的主要原则。在辨证论治的过程中，方是从属于法的，治疗法则是处方用药的依据。

治疗咽炎不但有内治法，也有外治法，在内治法中，有其不同的法则，就临床来看，尤以疏风解表、清热解毒、利膈通便、滋阴养液、温补元气、解郁散结、清咽化痰较为常用，临证时应根据局部及全身辨证，按不同病情采取相应的治法。当然，由于咽炎的发病机制和局部情况是复杂多样的，所以在具体运用其治疗法则时，常常是诸法则相互配合，结合应用，以使之更具针对性，有助于提高临床疗效。

（1）疏风解表：病初起，邪在肺卫，可用本法，使邪从表解，临证有风热和风寒之分。证见咽部红肿微痛，兼有发热恶风、头痛、咳嗽、脉浮数等风热证候，宜用辛凉解表，常用方如疏风清热汤，药物如蝉蜕、牛蒡子、薄荷、桑叶、蔓荆子、葛根等；若证见咽部淡红，微肿或不肿，异物感，兼有发热恶寒、无汗、舌苔薄白、脉浮缓等风寒之证候，宜用辛温解表，常用方如六味汤，药物如荆芥、防风、紫苏、羌活等。

（2）清热解毒：用于热毒壅盛的咽炎，证见咽部红肿，焮痛较剧，高热口渴，舌质红苔黄等证候。病初起，因患者平素嗜食辛辣，肠胃积热，邪虽在表，但兼有脏腑内热上蒸，故常用本法与辛凉解表药同用，药如连翘、牛蒡子、薄荷、夏枯草、紫花地丁、金银花、杭菊花、蒲公英等；若邪热壅盛传里，胃经热盛，咽部红肿疼痛加剧，高热，舌苔黄厚腻，脉洪大，宜苦寒泻火解毒，药如黄连、黄芩、栀子、龙胆草、穿心莲等；若高热不退，烦躁，神昏谵语，舌质红绛等，为热入营分，宜清热凉血解毒，药如丹皮、生地、红花、紫草等。又凡热毒壅盛者，咽部肿痛必剧，热毒减轻则肿痛亦随之减轻，故临证中清热解毒又为消肿止痛的一种方法。

（3）利膈通便：适用于胃腑热盛，邪热内阻，咽部红肿疼痛加剧，身壮热，大便秘结，舌苔黄干厚，脉洪数之证，常用方如大承气汤，药如大黄、芒硝、火麻仁、郁李仁等。

（4）滋阴养液：用于咽炎出现肾阴亏损或肺阴耗损病理机制者。若为肾阴虚，虚火上炎，证见咽部淡红微肿或微痛，晨轻暮重，讲话时常痛涩，或兼有腰酸、耳鸣、耳聋、怔忡、盗汗等阴虚火旺之证候，宜滋养肾阴，清降虚火，常用方药如知柏地黄丸、六味地黄丸、杞菊地黄丸等；若为肺津耗伤，阴虚肺燥，证见咽部干燥不适，微痛，痒咳，或兼有口咽干燥不喜饮，咳嗽痰稠，精神疲乏，讲话乏力等阴虚肺燥之证候，宜滋养肺阴，生津润燥，常用方药如甘露饮。

（5）温补元气：用于辨证属虚寒证的咽炎患者，此类患者在临床中较为少见，临证可分为肾阳虚和肺气虚。如肾阳虚，咽部微痛，不红不肿，吞咽不利，疼痛多在午前，可兼有面色㿠白、手足冷、大便溏等症状，治宜温补肾阳，常用方如桂附八味丸；如属肺气虚，咽部淡白，干痛，语言低弱，可兼有食少困倦、少气懒言、动则气喘、咳嗽痰稀、自汗等症状，治宜培补元气，常用方如补中益气汤。

（6）解郁散结：咽炎由七情伤肝，肝气不舒，气滞痰凝所致者，证见咽中如有炙脔，吐之不出，吞之不下，但不妨碍饮食，胸中痞满等，治宜疏肝解郁，行气化痰，常用方如半夏厚朴汤。

（7）清咽化痰：咽炎由火热上炎，炼津成痰，痰涎结聚于咽部，阻遏气机者，证见痰多咳嗽，咽肿，气促，宜用清热化痰药物，如瓜蒌、贝母、竹茹、射干、前胡、葶苈子等。

07 中医辨证治疗咽炎的思维模式是怎样的?

咨询: 我是乡村医生,喜欢用中药调治疾病。我二叔患有咽炎,吃了不少西药,效果都不太好,想用中药调理一下,我知道中医治病有一定思维模式,掌握了思维模式可少走弯路,请问<u>中医辨证治疗咽炎的思维模式是怎样的?</u>

解答: 的确,中医治疗疾病有一定的思维模式。就中医辨证治疗咽炎来讲,在明确其思路的前提下,还要弄清辨证要点,知道其思维模式,只有这样才能少走弯路,做到辨证准确,治疗方法合理,疗效才好。

(1)咽炎的辨证要点:咽炎的辨证当树立整体观念,就全身和局部进行整体辨证,并以辨红肿疼痛、辨声音、辨气味、辨焮痒与梗阻为要点。

就辨红肿疼痛来讲,新病红、肿、疼痛,多属风热邪毒,邪在卫表之证;若淡红,不肿,微痛,多属风寒表证。咽部肿胀,色鲜红,疼痛较剧,发病较迅速,多是风热邪毒内犯,肺胃热毒壅盛之证。红肿高突,色深红,疼痛剧烈,按之坚硬者,3~5天不退,是为化脓趋势。若肿胀而色淡,疼痛轻微,多属痰涎湿浊凝聚;肿而不红,多属虚寒之证。久病微红微肿,早轻暮重,多属肺肾阴虚,虚火上炎;午前疼痛较重,或症状较甚者，多属阳虚之证。肿与痛是有一定关系的，一般来说，风热表证，红肿疼痛较重；里热壅盛，红肿疼痛更甚；虚证，红肿疼痛轻微或不红肿，只有不适感。

从辨声音来看，新病声音嘶哑，咽部红肿，多为风热、邪盛之证；若淡红或不红，多为风寒之证。讲话不清，咽部红肿疼痛，多为火热邪毒壅盛之证。声嘶日久，咽干不喜饮，多为肺肾阴虚，阴精亏损之证。语言低微，气短乏力，多属肺脾气虚。语言难出，呼吸气粗，咽喉部梗塞不适，多为痰涎阻塞咽喉气道之证。

从辨气味分析，新病，口有臭气，多为胃腑实热上蒸的实证。虚证一般无臭味，若有臭气多因病久，肺肾亏耗，邪毒伤腐肌膜，或肿瘤溃疡的重证。

从辨焮痒与梗阻来说，咽部灼热色红而痒，多属风热实证；若焮而痒，色淡红，多属肺燥；不焮而痒，多为风邪；焮而干燥，多属阴虚火旺。咽部梗阻感，如有肿物堵塞，但吞咽自如，无红肿疼痛，多为肝气郁结，气痰交阻之证；若有异物感，时时咳嗽，咽干微痛，多属肺肾虚之证。若梗阻日重，饮食难下，呼吸不顺或困难，或见食则呕吐，当注意是否有肿瘤存在。

（2）辨治的思维模式：在辨证思维程序上，首先详细了解患者的病情，结合相关的检查，尤其是咽部局部的检查，进行鉴别诊断，以确立咽炎的诊断，判定是急性咽炎还是慢性咽炎，明确中医之病名。然后通过进一步分析，辨明其中医证型，并注意其兼证、并见证等。接着根据辨证分型之结果，确立相应的治则、方药及用法。

（3）示范病例：张某，女，44岁，2009年4月16日初诊。患者咽干痒、有异物感，伴咳嗽、咯痰反复发作2年余，曾行喉镜检查，显示为慢性咽炎。间断服用抗生素、润喉类药物等，症状可缓解一时。平时其情绪易于急躁，每遇心情不好时即病情加重。1周来因与爱人生气，咽干痒、异物感再现并加重，并有胸闷、太息等，虽服逍遥丸等，症状不减。现患者咽干痒，有异物感，吐之不出，吞之不下，但无碍饮食，伴咳嗽、咯痰，每因咽痒发作，痰时黄时白，查舌质红，苔白腻，脉弦，咽喉局部检查显示咽部黏膜暗红充血，附有黏性分泌物。

第一步：明确中西医诊断。根据病史及临床表现，结合咽喉局部检查，西医诊断为咽炎，属慢性咽炎无疑，在确立诊断时，应注意与慢性扁桃体炎、早期食管癌等相鉴别。根据患者病史，结合其以咽干痒，有异物感，吐之不出，吞之不下，但无碍饮食为突出表现，中医诊断为梅核气。

第二步：分辨其中医证型。患者平时情绪易于急躁，咽干痒，有异物感，吐之不出，吞之不下，但无碍饮食，伴咳嗽、咯痰，每遇心情不好时即病情加重，查舌质红，苔白腻，脉弦，以气结痰凝为突出表现，中医辨证当属气结痰凝型梅核气。

第三步：确立治则、方药及用法。辨证属气结痰凝，治当行气化痰，解郁散结。方选半夏厚朴汤加减：半夏、厚朴、陈皮、茯苓各12克，苏叶、柴胡各9克，桔梗、合欢花各15克，炒牛蒡子10克，生麦芽20克，生姜3片，甘草6克。用法为每日1剂，水煎取汁，分早、晚2次服。

在应用中药治疗的同时，注意保护嗓子，调畅情志，戒除吸烟、饮酒，忌食辛辣油腻之品，宜食清淡易消化食物。

08 中医是怎样辨证治疗急性咽炎的？

咨询： 我儿子这两天总感觉咽喉部疼痛不舒服，到医院就诊，经检查诊断为急性咽炎。我上网查了一下，中医辨证治疗急性咽炎效果不错，但具体怎样辨证治疗网上没讲。我要问的是<u>中医是怎样辨证治疗急性咽炎的？</u>

解答： 中医辨证治疗急性咽炎确实效果不错。根据咽炎的临床表现、发病机制和病程的长短等，中医学通常将咽炎分为急性咽炎和慢性咽炎两大类。在急性咽炎中，有风热侵袭、风寒袭表和肺胃热盛三种证型，下面是具体治疗方法。

（1）风热侵袭型

主证：咽部疼痛较重，吞咽唾液时更为明显，咽部黏膜充血肿胀，伴有发热恶风，头痛，咳嗽痰黄，舌尖红，苔薄黄，脉浮数。

治则：疏风清热，宣肺利咽。

方药：疏风清热汤加减。金银花、连翘、桔梗各15克，黄芩、赤芍、玄参、桑白皮、牛蒡子各12克，荆芥、防风、浙贝母各10克，甘草6克。

用法：每日1剂，水煎取汁，分早、晚2次温服。

（2）风寒袭表型

主证：咽部轻微疼痛，吞咽不利，咽部黏膜淡红，伴周身不适，发热畏寒，咳嗽痰稀，鼻塞，流清涕，舌质淡红，苔薄白，脉浮紧。

治则：辛温解表，疏风散寒。

方药：六味汤加减。连翘、桔梗、茯苓、川芎、牛蒡子各12克，防风、荆芥各10克，薄荷、僵蚕、苏叶各9克，生姜3片，甘草6克。

用法：每日1剂，水煎取汁，分早、晚2次温服。

（3）肺胃热盛型

主证：咽部疼痛较重或逐渐加剧，吞咽时痛甚，痰多而黄稠，咽喉梗塞明显，咽部黏膜弥漫性充血肿胀且较显著，咽后壁淋巴滤泡红肿突起，显现有黄白色斑点状改变，伴颌下淋巴结肿大压痛，且有发热不恶寒，口渴喜饮，大便秘结，小便黄赤，舌质红，苔黄，脉洪数。

治则：泻热解毒，利咽消肿。

方药：三黄泻心汤加减。连翘、桔梗、金银花各15克，黄芩、黄连、牛蒡子、射干、玄参各12克，瓜蒌壳10克，大黄、薄荷、生甘草各6克。

用法：每日1剂，水煎取汁，分早、晚2次温服。

09 中医是怎样辨证治疗慢性咽炎的？

咨询： 我最近总感觉咽喉部像有个东西似的不舒服，经检查诊断为慢性咽炎，吃了不少西药，效果并不太好。听说根据辨证分型用中药汤剂治疗效果不错，我想进一步了解一下，请您讲一讲中医是怎样辨证治疗慢性咽炎的？

解答： 辨证论治是中医学的特色和优势，有什么样的证型就要用什么药，也就是说药证相符，方能取得好的疗效。根据慢性咽炎发病机制和临床表现的不同，中医学通常将其分为肺肾阴虚、脾肾阳虚、痰火郁结3种基本证型进行辨证治疗。下面简要介绍一下选方用药，以供参考。

（1）肺肾阴虚型

主证：咽部干痛不适，灼热感、异物感，或咽痒干咳，痰少而黏，症状朝轻暮重，可伴有午后潮热、两颧潮红、虚烦失眠、大便干燥、腰膝酸软等症状，检查可见咽部黏膜暗红、干燥，舌质红少津，苔少或花剥，脉细数。

治则：滋养肺肾，降火利咽。

方药：百合固金汤加减。百合、生地、熟地、牛膝各15克，玄参、麦冬、当归、川贝母、桔梗各12克，北沙参、丹皮各10克，甘草6克。

用法：每日1剂，水煎取汁，分早、晚2次温服。

（2）脾肾阳虚型

主证：咽喉微痛，哽噎不适，或干不思饮，饮则喜热汤，语声低微，精神不振，小便清长，大便溏薄，纳谷不香，手足不温，腰酸腿软，检查可见咽内不甚红亦不过于肿胀，或略呈淡白色，舌质淡，苔白滑，脉沉细弱。

治则：补益脾肾，温阳利咽。

方药：金匮肾气丸加减。山药、熟地、山茱萸、泽泻、茯苓、牡蛎各12克，丹皮、射干各10克，浙贝母、附子、肉桂各9克，甘草6克。

用法：每日1剂，水煎取汁，分早、晚2次温服。

（3）痰火郁结型

主证：咽部有异物感或痰黏着感明显，灼热发干，或有微痛，易恶心作呕，痰黏稠偏黄，伴有口臭，检查可见咽部黏膜颜色暗红，黏膜质地肥厚，咽后壁淋巴滤泡增多甚至融合成块，咽侧索肿胀，舌质偏红或有瘀斑、瘀点，苔黄厚，脉细滑数。

治则：化痰散结，养阴利咽。

方药：贝母瓜蒌散加减。浙贝母、桔梗、沙参、玄参、茯苓、牛蒡子各12克，瓜蒌、天花粉、陈皮、半夏、蝉蜕各10克，甘草6克。

用法：每日1剂，水煎取汁，分早、晚2次温服。

10 如何选用单方验方治疗咽炎？

咨询：我最近一段时间总感觉咽喉部疼痛不舒服，经检查诊断为咽炎。我知道中医治疗咽炎手段多、不良反应少，听说单方验方治疗咽炎效果不错，想试一试，但不清楚如何选用单方验方，请问<u>如何选用单方验方治疗咽炎？</u>

解答：确实像您所说的那样，中医治疗咽炎有众多的手段，并且疗效肯定，不良反应少，单方验方治疗只是诸多治疗方法中的一种。

单方是指药味不多，取材便利，对某些病证具有独特疗效的方剂。单方治病在民间源远流长，享有盛誉，有"单方治大病"之说。在长期的实践中，人们总结有众多的行之有效的治疗咽炎的单方，采用单方治疗咽炎，方法简单易行，经济实惠，深受广大患者的欢迎。

验方是经验效方的简称。千方易得，一效难求，古今多少名医毕其一生精力，在探求疾病的治疗中，反复尝试，反复验证，创造了一个个效验良方，此即验方。验方是医务界的同道在继承总结前人经验的基础上，融汇新知，不断创新，总结出的行之有效的经验新方。不断发掘整理名医专家治疗咽炎的经验效方，对于指导临床实践，提高治疗咽炎的临床疗效，无疑有举足轻重的作用。

单方验方治疗咽炎效果虽好，也只是中医调治咽炎诸多方法中的一种，若能与针灸治疗、饮食调理、起居调摄等治疗调养方法相互配合，采取综合性的治疗措施，其临床疗效可大为提高。需要说明的是，用于治疗咽炎的单方验方较多，它们各有其适用范围，由于患者个体差异和病情轻重不一，加之部分方剂还含有毒性药物，因此在应用单方验方时，一定要在有经验医师的指导下进行，做到根据病情辨病辨证选方用方，依单方验方的功效和适应证仔细分析、灵活运用，并注意随病情的变化及时调整用药，切忌生搬硬套。

11 治疗急性咽炎常用的单方有哪些？

咨询： 我今年32岁，最近总感觉咽喉部疼痛不舒服，村卫生所医生说是急性咽炎。听说有些单方治疗急性咽炎效果很好，我准备试一试，麻烦您介绍一下治疗急性咽炎常用的单方有哪些？

解答：人们常说"单方治大病"，若应用得当，单方治疗急性咽炎确实能收到较好的疗效。在长期的实践中，人们总结出了众多行之有效的治疗急性咽炎的单方，下面选取几则常用者，从处方、用法、主治三方面予以介绍，以供参考。

〈处方一〉

处方：鲜生地、生石膏各 30 克，牛膝 9 克。

用法：每日 1 剂，水煎取汁，分早、晚 2 次温服。

主治：急性咽炎咽部疼痛，吞咽不利，咳痰黄稠者。

〈处方二〉

处方：鲜鸭跖草 15 克。

用法：每日 1~2 剂，捣烂煎汤服。

主治：急性咽炎咽部疼痛，吞咽不利，咳痰黄稠。

〈处方三〉

处方：金果榄 10 克。

用法：每日 1 剂，水煎取汁，分早、晚 2 次温服。

主治：急性咽炎。

〈处方四〉

处方：金银花 12 克，野菊花 15 克，赤芍 10 克。

用法：每日 1~2 剂，水煎取汁，分 2~4 次温服。

主治：急性咽炎咽喉疼痛，恶寒发热明显者。

〈处方五〉

处方：炒栀子、丹皮各 4.5 克，射干、郁金各 9 克。

用法：每日 1 剂，水煎取汁，分早、晚 2 次边漱口边咽。

主治：急性咽炎咽喉疼痛，吞咽时加重，痰黏难咯。

〈处方六〉

处方：金银花9克，甘草3克，荸荠14克。

用法：每日1剂，水煎取汁，分早、晚2次温服。

主治：急性咽炎咽部干痛，吞咽不利，咽部有痰黏着感，痰黏难咯。

〈处方七〉

处方：荆芥、防风各6克，牛蒡子9克，薄荷4.5克。

用法：每日1剂，水煎取汁，分早、晚2次温服。

主治：急性咽炎咽部疼痛，吞咽不利，咳痰稀白者。

〈处方八〉

处方：金银花30克。

用法：每日1剂，水煎取汁，分早、晚2次温服。

主治：急性咽炎咽喉干痛，吞咽时加重，咳痰黄稠者。

〈处方九〉

处方：玄参、麦冬、桔梗各9克，甘草3克。

用法：每日1剂，水煎取汁，分早、晚2次温服。

主治：急性咽炎。

12 治疗慢性咽炎常用的单方有哪些？

咨询：我最近一段时间总感觉咽喉部干痒不舒服，像是有个东西似的，到医院就诊，经检查诊断为慢性咽炎。我知道有些单方治疗慢性咽炎的效果不错，准备用单方调理一下，请您告诉我治疗慢性咽炎常用的单方有哪些？

解答：的确，有些单方治疗慢性咽炎的效果不错，您患有慢性咽炎，用单方调理是可以的。下面介绍几则常用的治疗慢性咽炎的单方，以供选用。

〈处方一〉

处方：桔梗 10 克，甘草 6 克。

用法：每日 1 剂，水煎取汁，分早、晚 2 次温服。

主治：慢性咽炎。

〈处方二〉

处方：麦冬 9 克，桔梗、射干各 6 克。

用法：每日 1 剂，水煎取汁，分早、晚 2 次温服。

主治：慢性咽炎，症见咽干疼痛，咽部有异物感、痰黏着感，咽干不欲饮，痰涎稀白。

〈处方三〉

处方：玄参 15 克，桔梗 10 克，甘草 5 克。

用法：每日1剂，水煎取汁，分早、晚2次温服。连服1周。

主治：慢性咽炎，症见咽部干痛，吞咽不利，干咳痰少而黏。

〈处方四〉

处方：玄参、射干各15克，桔梗、甘草各5克。

用法：每日1剂，水煎取汁，分早、晚2次温服。

主治：慢性咽炎辨证属阴液不足、虚火上炎者，症见咽喉干燥、声音嘶哑等。

〈处方五〉

处方：牛蒡子90克，甘草60克，薄荷4.5克。

用法：将上药分别晒干，共为细末，每次15克，每日2次，水煎温服。亦可炼蜜为丸，每次1丸（每丸重6克），每日3次，温开水送服。

主治：慢性咽炎，症见咽干，咽痛，咽部有异物感、痰黏着感。

〈处方六〉

处方：薄荷叶7.5克，大青叶、野菊花各30克。

用法：每日1剂，水煎取汁，分2~3次温服。

主治：慢性咽炎，症见咽干，咽部有异物感、痰黏着感，痰涎黏稠。

〈处方七〉

处方：桔梗、酸浆草各9克，麦冬12克，甘草6克。

用法：每日1剂，水煎取汁，分早、晚2次温服。

主治：慢性咽炎，症见咽干疼痛，咽干欲饮，咽部有异物感、痰黏着感。

〈处方八〉

处方：玄参、麦冬、野菊各9克，胖大海、生甘草各6克。

用法：每日1剂，水煎取汁，频频饮用。

主治：慢性咽炎，症见咽干口燥，黏膜暗红，咽后壁淋巴滤泡增生。

〈处方九〉

处方：麦冬30克，半夏、玄参各9克，桔梗、甘草各6克。

用法：每日1剂，水煎取汁，分早、晚2次温服。

主治：慢性咽炎，症见咽喉不适，如物梗阻，咳痰不爽，咳之不出，咽之不下者。

〈处方十〉

处方：半夏、茯苓各12克，厚朴、生姜各9克，紫苏叶6克。

用法：每日1剂，水煎取汁，不拘时呷少量含咽，使药力持久作用于咽部，7日为1个疗程，一般治疗1~3个疗程。

主治：慢性咽炎中医辨证属痰气郁结者。

13 治疗急性咽炎常用的内服验方有哪些？

咨询： 我最近总感觉咽喉部疼痛不舒服，经检查诊断为急性咽炎，我不想用西药，担心西药有副作用，听说有很多内服的治疗急性咽炎的验方效果不错，准备试一试，我想知道治疗急性咽炎常用的内服验方有哪些？

解答： 用于治疗急性咽炎的内服验方确实有很多，如果恰当应用的话效果也不错。需要注意的是，每个验方都有其适用范围，选用验方一定要由有经验的医师作指导，切不可自作主张生搬硬套地选用，以免引发不良事件。下面介绍几则内服用的治疗急性咽炎的验方，使用前需咨询医生，看是否适合选用。

（1）桑青汤

药物组成：桑叶、荆芥、桔梗各6克，菊花、金银花、连翘、大青叶、山豆根各10克，马勃、蝉蜕各3克。

应用方法：每日1剂，水煎取汁，分3次服。

功能主治：清热解表，解毒利咽，消肿止痛。主治风热外侵型急性咽炎，症见咽喉部疼痛较重，吞咽困难，发热，头痛，咳痰黄稠。

（2）清化汤

药物组成：浙贝母、僵蚕、瓜蒌皮、山豆根、挂金灯各10

克，桔梗、天竺黄各6克，黄芩、射干、鱼腥草各3克。

应用方法：每日1剂，水煎取汁，分3次服。

功能主治：清热解毒，宣肺化痰，利咽止痛。主治痰热郁肺型急性咽炎，症见咽痛较剧烈，吞咽困难，痰多而黄，不易咳出。

（3）杏仁苡仁汤

药物组成：杏仁、薏苡仁、牛蒡子、知母、海蛤粉（同煎）、瓜蒌皮各9克，射干、川贝母粉（吞服）各4.5克，白桔梗4克，生甘草2.5克。

应用方法：每日1剂，水煎取汁，分早、晚2次服。

功能主治：清热解毒，宣肺化痰，利咽止痛。主治痰热郁肺型急性咽炎，症见咽痛较剧烈，吞咽困难，痰多而黄，不易咳出。

（4）祛风清咽汤

药物组成：桑叶、菊花、芦根、甘草、阿胶（烊化）各10克，生石膏20克，麦冬30克，玄参、太子参、牛蒡子各15克。

应用方法：每日1剂，水煎取汁，分早、晚2次服。

功能主治：祛风清热，滋阴润燥。主治急性咽炎症见咽干咽痛，咽部充血，舌红苔少者。

（5）玄参治咽汤

药物组成：玄参12克，生地18克，沙参、玉竹各10克，四叶参30克。咽痒甚者，加蝉蜕；咽痛甚者，加射干、青果；声音嘶哑者，加木蝴蝶、诃子；咳嗽者，加川贝母、百部、桔梗、甘草。

应用方法：每日1剂，水煎取汁，分2~3次服。

功能主治：养阴润肺，清热利咽。主治急性咽炎出现阴虚火旺症状者，症见咽干痒痛、声音嘶哑等。

（6）玄参解毒汤

药物组成：玄参、生地、黄芩、桔梗、甘草各12克，葛根15克，淡竹叶、灯心草、栀子各9克。

应用方法：每日1剂，水煎取汁，分2~3次服。

功能主治：养阴生津，清热利咽。主治急性咽炎中医辨证属肺胃有热、阴津受灼者，症见咽干口渴，小便黄赤，大便秘结。

（7）银翘增液汤

药物组成：金银花、连翘各15克，桔梗、芦根、牛蒡子、生地、玄参、麦冬、山豆根、射干各12克，竹叶、薄荷、甘草各10克。

应用方法：每日1剂，水煎取汁，分早、晚2次服，3天为1个疗程。

功能主治：清热解毒，养阴润肺，利咽止痛。主治急性咽炎。

（8）清解治咽汤

药物组成：生地、玄参、黄芩、桔梗各12克，板蓝根、麦冬各20克，牛蒡子、金银花各15克，甘草4克。

应用方法：每日1剂，水煎取汁，分2~3次服。

功能主治：清热养阴，解毒利咽。主治急性咽炎。

（9）解毒利咽方

药物组成：金银花、玄参、麦冬各20克，黄芩、射干、胖大海各15克，大青叶、蚤休、车前子各12克，桔梗、生地、川贝、胆南星、山豆根、板蓝根、牛蒡子各10克，蝉蜕6克。

应用方法：每日 1 剂，水煎取汁，分早、晚 2 次服，10 天为 1 个疗程。

功能主治：清热解毒，养阴生津，利咽止痛。主治急、慢性咽炎。

（10）二根玄麦甘桔汤

药物组成：山豆根、麦冬、桔梗、甘草各 10 克，板蓝根 30 克，玄参 12 克。咽部红肿疼痛较甚，属急性期者，加鱼腥草 30 克，金银花 15 克，丹皮 6 克，以加强清热解毒、凉血消肿之力；咳嗽甚者，加川贝母 10 克，以润肺化痰止咳；服药期间出现呕吐、心悸、手足麻木者，可减少山豆根用量或停用。

应用方法：每日 1 剂，水煎取汁，分 2~3 次服。

功能主治：清热利咽，滋阴降火。主治急、慢性咽炎。

14 治疗慢性咽炎常用的内服验方有哪些？

咨询： 我患慢性咽炎已很长一段时间，用了不少西药，效果都不太好。听说有很多内服的治疗慢性咽炎的验方效果不错，我准备用验方调理一下，但还不清楚有哪些内服验方，我要问的是治疗慢性咽炎常用的内服验方有哪些？

解答： 正像您听说的那样，有很多内服的治疗慢性咽炎的验方，确实效果不错。您患有慢性咽炎，完全可以用内服验方进行调理。下面介绍几则常用的治疗慢性咽炎的内服验方，咽炎患者可以在医生的指导下选择使用。

（1）养金汤

药物组成：沙参、麦冬、天花粉各 10 克，石斛、百合各 12 克，阿胶（烊化）9 克，柿霜 6 克，蜂蜜（冲服）15 毫升。

应用方法：每日 1 剂，水煎取汁，分 2~3 次服。

功能主治：益肺生津。主治慢性咽炎，症见咽喉干燥，饮不能解，灼热疼痛，多言愈甚，声嘶，黏痰难咳。

（2）清咽汤

药物组成：麦冬 30 克，生石膏（先煎）20 克，玄参、太子参、牛蒡子各 15 克，桑叶、甘草、阿胶（烊化）各 10 克，薄荷（后下）6 克。

应用方法：每日 1 剂，水煎取汁，分 2~3 次服。

功能主治：清热祛风，滋阴养血。主治慢性咽炎中医辨证属肺胃阴虚、虚火上炎者，症见咽干咽痛，渴不多饮，咽部充血，舌红苔少。

（3）乌倍汤

药物组成：乌梅 30 克，五倍子、诃子、射干、蝉蜕各 10 克，金果榄、玄参、麦冬各 12 克，甘草 6 克。

应用方法：每日 1 剂，水煎取汁，分 2~3 次服。

功能主治：清热养阴，润喉利咽。主治慢性咽炎，症见咽喉疼痛，声音嘶哑。

（4）慢咽汤

药物组成：熟地 20 克，桔梗、蚤休、茯苓各 15 克，当归、牛蒡子、陈皮、甘草各 10 克，法半夏、皂角刺各 9 克。

应用方法：每日 1 剂，水煎取汁，分 2~3 次服。

功能主治：养阴利咽，清热化痰。主治慢性咽炎中医辨证属肺肾阴虚、痰热上扰者，症见咽痛日久，时轻时重，咳痰黏而略黄，咽部黏膜充血，舌苔黄腻等。

（5）射莺汤

药物组成：射干、桔梗、泽兰、麦冬各 10 克，绿萼梅 8 克，川贝母 9 克，薄荷（后下）、甘草各 6 克，昆布、百合、丹参各 15 克。

应用方法：每日 1 剂，水煎取汁，分 2~3 次服，7 天为 1 个疗程。

功能主治：滋阴润喉，化痰散结。主治慢性咽炎中医辨证属阴虚痰结者。

（6）利咽宣肺汤

药物组成：桑叶、薄荷、牛蒡子、杏仁、金银花、紫菀各 10 克，板蓝根 12 克，浙贝母、桔梗、甘草各 6 克。

应用方法：每日 1 剂，水煎取汁，分 2~3 次服。

功能主治：宣肺利咽，化痰散结。主治慢性咽炎，症见燥咳，咽痒或痛，痒则作咳，干咳无痰，或有痰甚少，咳之不爽，咽部充血或咽后壁淋巴滤泡增生。

（7）滋阴清咽汤

药物组成：生地、天花粉、丹皮、知母各 9 克，绿萼梅 10 克，麦冬、石斛、女贞子、墨旱莲各 12 克，蝉蜕、薄荷（后下）各 6 克，冬桑叶 4 克，粉甘草 3 克。

应用方法：每日 1 剂，水煎取汁，分 2~3 次服。

功能主治：滋阴凉血疏风。主治慢性咽炎，症见咽喉干燥起瘰、微痛，时感紧塞，声音嘶哑，夜睡易醒，醒后自觉口干乏津，舌难转动，脉虚数，舌质红赤，上布干薄白苔。

（8）利咽化痰汤

药物组成：半夏、茯苓、天花粉、玄参各12克，枇杷叶（包煎）15克，苏梗、厚朴、蝉蜕、白僵蚕、桔梗各9克，黄芩、干姜各6克，黄连3克，甘草4克。

应用方法：每日1剂，水煎取汁，分2~3次服，15日为1个疗程，共治疗2个疗程。

功能主治：养阴益气，化痰清热。主治慢性咽炎。

（9）清咽解毒汤

药物组成：生地20克，麦冬、玄参、黄芩、金银花各15克，桔梗、木蝴蝶各10克，薄荷（后下）、甘草各6克。

应用方法：每日1剂，水煎取汁，分2~3次服。

功能主治：滋阴清热，解毒利咽。主治慢性咽炎。

（10）玄麦利咽汤

药物组成：玄参、麦冬各15克，玉竹、丹皮、荆芥、防风、桔梗、白僵蚕、天花粉、薄荷（后下）、黄芩、连翘、怀牛膝各10克，甘草6克。

应用方法：每日1剂，水煎3次，共取汁600毫升，当茶频频饮服，缓缓下咽。

功能主治：养阴润肺，解毒利咽。主治慢性咽炎。

15 如何正确煎煮中药汤剂？

咨询： 我今年 51 岁，患有慢性咽炎，我知道中药治疗慢性咽炎的效果不错，准备用中药调理一段时间。听说煎煮中药很有讲究，如果方法不正确，再好的中药也难以取得满意的疗效，我想了解一下**如何正确煎煮中药汤剂？**

解答： 汤药是临床最常采用的中药剂型，正像您听说的那样，煎煮中药汤剂的方法很有讲究，直接影响药物的疗效，如果方法不正确，再好的中药也难以取得满意的疗效。为了保证临床用药能获得预期的疗效，煎煮中药汤剂必须采用正确的方法。煎煮中药汤剂时需注意以下几点。

（1）煎药器具的选择：煎煮中药最好选择砂锅、砂罐，因其不易与药物成分发生化学反应，并且导热均匀，传热较慢，保暖性能好，可慢慢提高温度，使药内有效成分充分释放到汤液中来。其次也可选用搪瓷制品。煎煮中药忌用铁、铜、铝等金属器具。

（2）煎药用水的选择：煎药用水必须无异味、洁净、澄清，含无机盐及杂质少，以免影响口味、引起中药成分的损失或变化。

（3）煎煮时加水多少：煎药用水量应根据药物的性质、患者年龄及用途而定。加水量应为饮片吸水量、煎煮过程中蒸发量以及煎煮后所需药液量的总和。一般用水量为将饮片适当加压后，液面淹没过饮片约 2 厘米为宜。质地坚硬、黏稠或需要久煎的药物，加水量可比一般药物略多；质地疏松或有效成分容易挥发、煎煮时间较短的药物，则液面淹没药物即可。

（4）煎煮前如何浸泡：中药饮片煎前浸泡，既有利于有效成分的充分溶出，又可缩短煎煮时间。多数药物宜用冷水浸泡，一般药物可浸泡 20~30 分钟，以果实、种子为主的药可浸泡 1 小时左右。夏季气温较高时，浸泡的时间不宜过长，以免腐败变质。

（5）煎煮的火候和时间：煎煮中药的火候和时间应根据药物的性质和用途而定。煎一般药宜先武火后文火，即未沸前用大火，沸后用小火保持微沸状态。解表药及其他芳香性药物，一般用武火迅速煮沸，之后改用文火维持 10~15 分钟即可。有效成分不易煎出的矿物类、骨角类、贝壳类、甲壳类药及补益药，一般宜文火久煎，通常是沸后再煎 20~30 分钟，以使有效成分充分溶出。第二煎则通常较第一煎缩短 5~10 分钟。

（6）如何榨渣取汁：汤剂煎成后应榨渣取汁，因为一般药物加水煎煮后都会吸附一定的药液，同时已经溶入药液的有效成分可能被药渣再吸附。如药渣不经压榨取汁就抛弃，会造成有效成分的损失。

（7）煎煮的次数：煎药时药物有效成分首先会溶解进入药材组织的水溶液中，然后再扩散到药材外部的水溶液中，到药材内外溶液的浓度达到平衡时，因渗透压平衡，有效成分就不再溶出了，这时只有将药液滤出，重新加水煎煮，有效成分才能继续溶出。为了充分利用药材，避免浪费，使药物有效成分充分溶出，每剂中药不可煎 1 次就弃掉，最好是煎两次或三次。

（8）入药方法：一般药物可以同时入煎，但部分药物因其性质、性能及临床用途的不同，所需煎煮的时间不同，所以煎煮中药汤剂还应讲究入药的方法，以保证药物应有的疗效。入药方法有先煎、后下、包煎、另煎、烊化及冲服等。

先煎：凡质地坚硬、在水里溶解度小的药物，如矿物类的磁石、寒水石，贝壳类的牡蛎、石决明等，应先入煎一段时间，再纳入其他药物同煎；川乌、附子等药，因其毒性经久煎可以降低，也应先煎，以确保用药安全。

后下：凡因其有效成分煎煮时容易挥发、扩散或破坏而不耐煎煮者，如发汗药薄荷、荆芥，芳香健胃药白蔻仁、茴香，以及大黄、番泻叶等宜后下，待他药煎煮将成时投入，煎沸几分钟即可。大黄、番泻叶等药有时甚至可以直接用开水冲泡服用。

包煎：凡药材质地过轻，煎煮时易飘浮在药液面上，或成糊状，不便于煎煮及服用者，如蒲黄、海金沙等，应用布包好入煎。药材较细，又含淀粉、黏液质较多的药，如车前子、葶苈子等，煎煮时容易粘锅、糊化、焦化，也应包煎。有些药材有毛，对咽喉有刺激性，如辛夷、旋覆花等，也要用纱布包裹入煎。

另煎：人参等贵重药物宜另煎，以免煎出的有效成分被其他药渣吸附，造成浪费。

烊化：有些药物，如阿胶、蜂蜜、饴糖等，容易黏附于其他药物的药渣中或锅底，既浪费药物，又容易焦煳，宜另行烊化后再与其他药汁兑服。

冲服：入水即化的药，如竹沥等汁性药物，宜用煎好的其他药液或开水冲服。价格昂贵的药物，不易溶于水及加热易挥发的药物，如牛黄、朱砂、琥珀等，也宜冲服。

通常情况下，医生在开出中药方的同时，会告诉您煎煮中药的方法，只要照医生说的去做就可以了，在药房取中药煎剂时，中药师也会告诉您一些注意事项，这也是煎煮中药汤剂时应当特别注意的。总之，只要您记住医生的医嘱和中药师交代的注意事项，一般就能正确煎煮中药汤剂。

16 治疗咽炎常用的中药含漱验方有哪些？

咨询： 我最近总感觉咽喉部疼痛不舒服，经检查诊断为咽炎，我不想用西药，担心西药有副作用，听说治疗咽炎有很多含漱的中药验方，其效果不错。麻烦您讲一讲 治疗咽炎常用的中药含漱验方有哪些？

解答： 中药含漱是中医治疗咽炎的重要方法之一，中药含漱治疗时，将药物水煎成液体，先含在口中一会，再漱涤后吐去，或徐徐咽下，使药物直接作用于咽部，其治疗咽炎的疗效较单纯内服中药更为显著。下面介绍几则治疗咽炎常用的中药含漱验方，以供参考。

◁处方一▷

原料：胖大海2个。

用法：将胖大海洗净，放入茶杯中，加沸水冲泡，加盖闷

15 分钟，待药液温度适宜时频频含漱，每日数次。

适应证：急性咽炎。

【处方二】

原料：金果榄 10 克。

用法：将金果榄洗净，放入砂锅中，加入清水 200 毫升，煎取汁液 100 毫升，每次 20 毫升含漱，每日 5 次。

适应证：急性咽炎。

【处方三】

原料：鲜鱼腥草 60 克，白糖适量。

用法：将鲜鱼腥草洗净、捣烂如泥，之后用米泔水 250 毫升煮沸冲调，加入白糖备用。每次 20 毫升含漱，每日 5~6 次。

适应证：急性咽炎。

【处方四】

原料：金银花、麦冬各 10 克，胖大海 2 个。

用法：上药水煎 2 次，共取汁液 100 毫升，每次 20 毫升含漱，每日 5 次，10 日为 1 个疗程。

适应证：慢性咽炎。

【处方五】

原料：玄参 15 克，桔梗、麦冬、甘草各 10 克。

用法：上药水煎 2 次，共取汁液 100 毫升，每次 20 毫升含漱，每日 5 次，10 日为 1 个疗程。

适应证：慢性咽炎。

《处方六》

原料：荆芥、防风、金银花、薄荷、甘草各3克。

用法：将上药水煎取汁，待药液温度适宜时含漱，每日4~6次。

适应证：急性咽炎。

《处方七》

原料：大青叶、玄参各15克，生地10克，薄荷（后下）3克。

用法：上药水煎取汁，每次含漱一口，含口中2分钟后吐出，每日含漱数次。

适应证：急、慢性咽炎咽部干痒、疼痛不适者。

《处方八》

原料：木蝴蝶、玄参、麦冬各10克，薄荷3克，蜂蜜20毫升。

用法：将木蝴蝶、玄参、麦冬、薄荷水煎去渣取汁，之后兑入蜂蜜，再煮沸即可。用时每次取适量，频频含漱。

适应证：慢性咽炎。

《处方九》

原料：青果7~8个，白矾（如米粒大小）3~4粒，冰硼散0.2克。

用法：将青果水煎去渣取汁，之后兑入白矾、冰硼散调溶，每次喝一口含于口中漱口，每日数次。

适应证：急、慢性咽炎咽部疼痛不适者。

《处方十》

原料：桑叶、玄参、丹皮、牛蒡子各12克，麦冬30克，生石膏20克，薄荷5克。

用法：上药水煎2次，共取汁液100毫升，每次20毫升含漱，每日5次，10日为1个疗程。

适应证：慢性咽炎。

17 治疗咽炎常用的局部外用验方有哪些？

咨询： 我是个农民，最近总感觉咽喉部疼痛不舒服，到卫生所就诊，医生说是咽炎。听说有很多局部外用的治疗咽炎的验方效果不错，我准备试一试，但不清楚有哪些验方，请问治疗咽炎常用的局部外用验方有哪些？

解答： 用于治疗咽炎的局部外用验方确实有很多，如果恰当使用的话，效果不错。下面介绍几则常用者，使用前需咨询医生，看是否可以选用。

（1）牛硼散

药物组成：牛黄、珍珠各1克，硼砂180克，玄明粉25克，冰片30克，薄荷冰、朱砂、熊胆各10克，琥珀7克，麝香4.5克。

应用方法：上药共研为细末制成散剂，每次 0.5 克，每日 3 次，吹入咽喉部。

功能主治：清热解毒，化痰开郁。主治急、慢性咽炎，咽部红肿疼痛，吞咽困难，自觉咽部如炙脔。

（2）青硼散

药物组成：青黛、硼砂各 15 克，食盐（微炒）3 克。

应用方法：上药共研为细末制成散剂，用时取适量吹入咽喉内。

功能主治：清热化痰利咽。主治咽喉肿痛，声音重浊，嘶哑，烦躁。

（3）咽喉吹散

药物组成：煅人中白、白芷、生蒲黄、生甘草各 30 克，冰片 5 克。

应用方法：上药共研为细末，装瓶备用。用时取药粉适量，均匀地喷于患处。

功能主治：清热解毒，祛瘀化痰，利咽止痛。主治急、慢性咽炎，症见咽部干燥不甚，红肿痛痒者。

（4）食盐青黛散

药物组成：食盐 20 克，青黛 6 克，冰片 2 克。

应用方法：上药共研为细末，每次 1 克，每日 3 次，吹入咽喉。

功能主治：清凉润喉。主治喉痹，咽喉干痛。

（5）加味黛矾散

药物组成：青黛、胆矾、黄连、黄柏、玄明粉、甘草各等份，冰片适量。

应用方法：上药共研为细末，装瓶备用。用时取药粉适量，均匀地喷于患处。

功能主治：清热解毒，破结祛瘀，消炎止痛。主治急、慢性咽炎，症见咽红色鲜灼痛者。

（6）西瓜霜梅片散

药物组成：中秋节后小西瓜 1 个，芒硝 50 克，冰片 2 克。

应用方法：西瓜挖洞，内放芒硝，待皮外出白霜时刷下，谓西瓜霜。取西瓜霜 10 克，冰片 2 克，研匀为末备用。用时每次取少许，吹入喉内。

功能主治：清热利咽。主治咽喉红肿疼痛。

18 如何选择治疗咽炎的中成药？

咨询： 我今年 40 岁，患有慢性咽炎，正在服用中药汤剂治疗，效果不错，可天天煎煮中药不太方便，准备改用中成药。听说治疗急慢性咽炎的中成药有很多，其选择应用很有讲究，请您告诉我如何选择治疗咽炎的中成药？

解答： 用于治疗咽炎的中成药有很多，既有口服、含服用药，也有外用药，它们各有不同的使用范围，临床上如何选择使用，直接关系到治疗效果。在选用中成药前，首先要仔细阅读说明书，了解其功效、主治和用法，之后根据具体情况，有的放矢地使用。

（1）医生指导：虽然相对西药而言中成药的毒副作用要低

得多，但是由于中成药有其各自的功效、适应证，若药不对症，不仅无治疗作用，反而会加重病情，甚至引发不良反应。因此咽炎患者在选用中成药时，一定要请教一下医生，在医生的指导下选用。

（2）阅读标签：大凡中成药，在其外包装上都有标签，有的还有说明书，不论是标签还是说明书，其上面都能提供该药的功效、适应证、用法用量、注意事项等，仔细阅读中成药上面的标签和说明书，对正确选用中成药大有好处。

（3）辨病选药：即根据咽炎的诊断选药，这些药物一般无明显的寒热偏性，只要诊断为咽炎就可应用，如清咽滴丸、咽炎含片等。

（4）辨证选药：即根据咽炎患者发病机制和临床表现的不同，通过辨证分型，确立相应的治则，之后根据治疗原则选取中成药。绝大多数中成药是针对不同证型而设的，只有用于适宜的证型才能发挥最好的疗效。如同样是急性咽炎，辨证属风热侵袭者可选用利咽解毒颗粒、冰梅上清丸，而不宜用五味麝香丸、牛黄解毒片；再如同样是慢性咽炎，辨证属肺肾阴虚者可选用利咽灵片、健民咽喉片，而选用具有活血化瘀散结作用的金嗓散结丸则疗效欠佳。要做到辨证选药，既要了解药性，也要清楚中成药的药物组成、功能主治，还要掌握辨证论治的方法。

（5）综合选药：即综合考虑咽炎患者的病、证、症来选择适宜的中成药。有时患者可表现为多种证型的复杂情况，且症状也较突出，故要选用两种或几种药物进行治疗。随着治疗的进展，证和症均会发生改变，治疗选药也要做相应的调整。

19 治疗咽炎常用的口服类中成药有哪些？

咨询： 我今年37岁，最近总感觉咽喉部干痒不舒服，经检查诊断为咽炎，我相信中医，准备用中药调理一下。听说有一些口服中成药治疗咽炎的效果不错，请您介绍一下治疗咽炎常用的口服类中成药有哪些？

解答： 用于治疗咽炎的口服类中成药有很多，它们有不同的适用范围，下面选取临床较常用者逐一介绍，但要切记，一定要在医生的指导下选用，以免引发不良事件。

（1）清音丸

药物组成：桔梗、寒水石、薄荷、诃子、硼砂、冰片、青黛、甘草。

功能主治：清热，利咽。用于声哑失音、咽喉肿痛等。

用法用量：每次1丸（每丸重3克），每日2次，温开水送服。

注意事项：忌食辛辣食物，避免烟酒刺激，孕妇忌服，风寒喉痹忌用。

（2）咽炎片

药物组成：玄参、百部、天冬、丹皮、麦冬、款冬花、木蝴蝶、生地、板蓝根、青果、蝉蜕、薄荷油。

功能主治：养阴润肺，清热解毒，清利咽喉，镇咳止痒。用于慢性咽炎引起的咽干、咽痒、刺激性咳嗽等。

用法用量：每次 5 片（每片重 0. 25 克），每日 3 次，温开水送服。

注意事项：忌食辛辣食物。

（3）青果丸

药物组成：青果、金银花、黄芩、北豆根、麦冬、玄参、白芍、桔梗。

功能主治：清热利咽，消肿止痛。用于咽喉肿痛、声哑失声、口舌干燥、肺燥咳嗽。

用法用量：每次 2 丸（每丸重 6 克），每日 2 次，温开水送服。

注意事项：忌食辛辣食物。

（4）喉疾灵片

药物组成：人工牛黄、冰片、连翘、桔梗、山豆根、广东土牛膝、猪牙皂、诃子、珍珠层粉、南板蓝根、天花粉、了哥王。

功能主治：清热解毒，消肿止痛。用于腮腺炎、扁桃体炎、急性咽炎、慢性咽炎急性发作及一般喉痛。

用法用量：每次 2~3 片（每片重 0. 35 克），每日 2~4 次，温开水送服。

注意事项：孕妇慎用。

（5）利咽灵片

药物组成：穿山甲、土鳖虫、僵蚕、牡蛎、玄参。

功能主治：活血通络，益阴散结。用于咽喉干痛、有异物感、发痒灼热等，以干燥型慢性咽喉炎疗效最佳。

用法用量：每次 3~4 片（每片重 0.3 克），每日 3 次，温开水送服。

注意事项：湿热内盛者慎服。

（6）金嗓清音丸

药物组成：玄参、生地、麦冬、黄芩、丹皮、赤芍、川贝母、泽泻、薏苡仁、石斛、薄荷、僵蚕、胖大海、蝉蜕、木蝴蝶、甘草。

功能主治：养阴清肺，化痰利咽。用于阴虚肺热所致的咽喉肿痛、慢性咽炎、喉炎。

用法用量：每次 1~2 丸（每丸重 9 克），每日 2 次，温开水送服。

注意事项：忌食辛辣油腻之食物，外感风寒所致的咽喉疼痛不宜服用。

（7）利咽解毒颗粒

药物组成：板蓝根、连翘、金银花、山楂、牛蒡子、玄参、薄荷、桔梗、麦冬、僵蚕、大青叶、大黄、生地、黄芩、天花粉。

功能主治：清肺利咽，解毒退热。用于外感风热所致的风热乳蛾，风热喉痹，痄腮，伴有咽痛、咽干、喉核红肿、发热恶寒等，以及急性扁桃体炎、急性咽炎见有上述表现者。

用法用量：每次 1 袋（每袋重 20 克），每日 3~4 次，开水冲服。

注意事项：忌食辛辣及过咸食物。

（8）清喉利咽颗粒

药物组成：黄芩、西青果、桔梗、竹茹、胖大海、橘红、枳壳、桑叶、香附、紫苏子、紫苏梗、沉香、薄荷油。

功能主治：清热利咽，宽胸润喉。用于风热外束，痰火上攻，咽喉肿痛，喉核红肿疼痛，咽干口渴，急性咽炎、扁桃体炎及慢性咽炎急性发作见上述证候者。

用法用量：每次1袋（每袋重20克），每日2~3次，开水冲服。

注意事项：脾肺虚寒者不宜用。

（9）复方瓜子金颗粒

药物组成：瓜子金、大青叶、野菊花、海金沙、白花蛇舌草、紫花地丁。

功能主治：清热利咽，散结止痛，祛痰止咳。用于风热证之急性咽炎，痰热证之慢性咽炎急性发作，以及其他上呼吸道感染。

用法用量：每次1袋（每袋重20克），每日3次，开水冲服。

注意事项：脾虚便溏者慎用。

（10）清喉利咽口服液

药物组成：金银花、连翘、菊花、射干、胖大海、女贞子、麦冬、玄参、山豆根、桔梗。

功能主治：清热解毒，利咽消肿。用于热毒炽盛、上攻咽喉所致的咽喉肿痛伴见发热心烦、口干舌燥、尿赤便秘，急性咽炎、慢性咽炎、扁桃体炎、喉炎见以上证候者。

用法用量：每次20~30毫升（每支10毫升），每日2次，口服。

注意事项：脾胃虚寒者不宜用。

20 治疗咽炎常用的含服类中成药有哪些?

咨询: 我患有咽炎,总感觉咽喉部像是有个东西似的不舒服,口服过中成药、西药,效果都不太好。听说有一些含服用的中成药,可使药物直接作用于咽喉局部,效果不错。我要问的是**治疗咽炎常用的含服类中成药有哪些?**

解答: 含服用中成药可使药物直接作用于咽喉局部,其治疗咽炎的效果确实不错。下面介绍一些治疗咽炎常用的含服类中成药,咽炎患者可以在医生的指导下选择使用。

(1)润喉丸

药物组成:甘草、乌梅、蝉蜕、玄明粉、食盐、马蹄粉、薄荷脑。

功能主治:润喉生津,开音止痛,疏风清热。用于急、慢性咽炎及喉炎所致的疼痛,亦用于喉痒咳嗽、声音嘶哑等症的辅助治疗。

用法用量:每次1~2丸(每丸重0.5克),每日数次,含服。

注意事项:忌食辛辣食物。

(2)铁笛丸

药物组成:麦冬、玄参、瓜蒌皮、诃子肉、青果、凤凰衣、桔梗、浙贝母、茯苓。

功能主治:润肺利咽,生津止渴。用于肺热津伤引起的咽干口燥，声音嘶哑，咽喉疼痛。

用法用量：每次2丸（每丸重3克），每日2次，含服。

注意事项：忌食辛辣食物。

（3）喉症丸

药物组成：板蓝根、牛黄、冰片、猪胆汁、玄明粉、青黛、雄黄、硼砂、蟾蜍、百草霜。

功能主治：清热解毒，消肿止痛。用于咽炎、喉炎、扁桃体炎。

用法用量：每次5~10粒（每24粒重1克），每日2次，含服。

注意事项：孕妇忌用，忌食辛辣刺激及油腻之食物。

（4）金鸣片

药物组成：生地、硼砂、玄参、牛黄、麦冬、冰片、丹参、薄荷脑、乌梅、珍珠粉、玄明粉。

功能主治：清热生津，开音利咽。用于慢性咽炎，慢性喉炎，咽喉肿痛，声哑失声，以及用声过度后的咽干喉痒、发声费力、起声困难等。

用法用量：每次1~2片（每片重0.6克），每日3~4次，含服。

注意事项：忌食辛辣食物。

（5）清咽滴丸

药物组成：青黛、诃子、冰片、甘草、薄荷脑、人工牛黄、聚乙二醇。

功能主治：疏风清热，解毒利咽。用于风热喉痹，咽痛、咽干、口渴，或微恶风、发热、咽部红肿、舌边尖红、苔薄白或薄黄、脉浮数或滑数，适用于急性咽炎见上述证候者。

用法用量：每次 4~6 粒（每丸重 20 毫克），每日 3 次，含服。

注意事项：孕妇慎用。

（6）咽炎含片

药物组成：金银花、菊花、射干、黄芩、木通、麦冬、天冬、桔梗、忍冬藤、薄荷脑、甘草。

功能主治：清热解毒，消炎止痛。用于急、慢性咽炎。

用法用量：每次 1 片（每片相当于原生药 2.6 克），每日 10~12 次，含服。

注意事项：外感风寒及虚火咽痛禁用。

（7）嚼化上清片

药物组成：前胡、桔梗、天花粉、葛根、乌梅、檀香、薄荷脑。

功能主治：利肺生津，清喉散火。用于咽喉失润，咳嗽不爽，声音嘶哑，口燥舌干，以及急、慢性咽炎、扁桃体炎等。

用法用量：每次 1 片（每片重 0.6 克），随时含化。

注意事项：忌食辛辣食物。

（8）牛黄嚼化丸

药物组成：柿霜、硼砂、黄连、雄黄、金果榄、冰片、牛黄、麝香、绿豆粉。

功能主治：清热解毒，消肿止痛。用于咽喉肿痛，口燥咽干，痰涎不出，咳嗽声哑。

用法用量：每次 1 丸（每丸重 1.5 克），随时嚼化。

注意事项：孕妇忌用，忌食辛辣刺激食物，体虚寒者慎用。

（9）余甘子喉片

药物组成：余甘子、冰片、薄荷脑。

功能主治：清热润燥，利咽止痛。用于燥热伤津引起的咽喉干燥疼痛。

用法用量：每隔 2 小时 1~2 片，每日 6~8 片，含服。

注意事项：忌食辛辣食物。

（10）健民咽喉片

药物组成：玄参、麦冬、蝉蜕、诃子、桔梗、板蓝根、胖大海、生地、西青果、甜叶菊、薄荷油、甘草。

功能主治：清咽利喉，养阴生津，解毒泻火。用于咽喉肿痛、失声及上呼吸道炎症。

用法用量：每次 2~4 片(每片重 0.6 克)，每隔 1 小时 1 次，含服。

注意事项：忌食辛辣食物。

21 治疗咽炎常用的外用类中成药有哪些？

咨询：我最近总感觉咽喉部疼痛不舒服，经检查诊断为咽炎。我知道治疗咽炎局部用药比内服用药效果要好，听说有一些外用中成药治疗咽炎的效果不错，我想了解一下治疗咽炎常用的外用类中成药有哪些？

解答：的确，外用中成药治疗咽炎的效果不错，下面介绍一些常用者，咽炎患者可以在医生的指导下选择使用。

（1）清喉散

药物组成：人工牛黄、麝香、冰片、青黛、蟾蜍、白矾、薄荷脑、珍珠层粉、桔梗干膏粉、甘草干膏粉。

功能主治：清热解毒，消炎止痛。用于急、慢性咽喉炎、扁桃体炎、口腔溃疡、冠周炎等。

用法用量：外用，喷敷患处，每次 0.05~0.1 克，每日 2~3 次。

注意事项：孕妇禁用。

（2）冰硼散

药物组成：冰片、硼砂、朱砂、玄明粉。

功能主治：清热解毒，消肿止痛。用于咽喉疼痛，牙龈肿痛，口舌生疮。

用法用量：外用，取少量，吹敷患处，每日数次。

注意事项：忌食辛辣食物，虚寒性溃疡不宜用。

（3）喉康散

药物组成：冰片、珍珠层粉、生晒参、硼砂、玄明粉、薄荷脑、天花粉、穿心莲叶、青黛、甘草。

功能主治：清热解毒，消炎止痛。用于各种咽喉疾患，如急、慢性咽炎、喉炎、扁桃体炎、口腔溃疡等。

用法用量：外用，取少量，吹敷患处，每日 2~3 次。

注意事项：忌辛辣、鱼腥食物。

（4）清咳散

药物组成：蟾蜍、薄荷脑、冰片、桔梗干膏、甘草干膏、百部干膏、珍珠层粉、白矾等。

功能主治：清热解毒，化痰镇咳。用于痰热阻肺所致的急、慢性咽喉炎，上呼吸道感染引起的痰多咳嗽。

用法用量：外用，喷敷患处，每次 0.05~0.1 克，每日 2~3 次。

注意事项：孕妇禁用。

（5）口疳吹药

药物组成：青黛、冰片、黄连、甘草、玄明粉、儿茶、硼砂、人中白、僵蚕、山豆根、薄荷。

功能主治：清火消肿。用于咽喉红肿，口舌肿痛，内火牙疳。

用法用量：外用，每次用少许，吹喉，搽口。

注意事项：忌食辛辣食物。

（6）冰硼咽喉散

药物组成：冰片、硼砂、玄明粉、青黛、生石膏。

功能主治：清热解毒，消肿止痛。用于咽喉齿龈肿痛，口舌生疮。

用法用量：外用，取少量，吹敷患处，每日 3~4 次。

注意事项：忌食辛辣食物。

（7）珍珠牛黄散

药物组成：珍珠、牛黄、硼砂、儿茶、薄荷、黄柏、青黛、川贝母、朱砂、灯心草、冰片。

功能主治：清热解毒，消肿止痛。用于热毒壅盛引起的白喉，咽喉肿痛，喉痹口疳。

用法用量：外用，取少量，吹敷患处，每日数次。

注意事项：忌食辛辣食物，阴虚喉痹口疳者不宜用。

（8）黏膜溃疡散

药物组成：青黛、儿茶、冰片。

功能主治：清热解毒，收敛止痛。用于热毒内盛所致的咽喉肿痛，口舌生疮，以及其他黏膜溃疡。

用法用量：外用，取少量，涂擦或吹敷患处，每日数次。

注意事项：忌烟酒及辛辣食物。

22 怎样根据辨证分型选用治疗急性咽炎的中成药？

咨询： 我女儿近一周来总感觉咽喉部疼痛，经检查诊断为急性咽炎。我购买了荆防败毒丸，她服用了3天效果并不明显，医生说是药不对证，应用中成药需要辨证分型。我想知道怎样根据辨证分型选用治疗急性咽炎的中成药？

解答： 辨证论治是中医学的特色和优势，也是中医治疗疾病的主要方法，采用中成药治疗急性咽炎，也要与应用中药汤剂一样进行辨证论治，方能取得好的临床疗效。根据辨证分型选用治疗急性咽炎的中成药，宜依急性咽炎患者发病机制和临床表现的不同，通过辨证分型，确立相应的治则，之后根据治则选取中成药。

（1）风热侵袭型：主要表现为咽部疼痛较重，吞咽唾液时更为明显，咽部黏膜充血肿胀，伴有发热恶风，头痛，咳嗽痰黄，舌尖红，苔薄黄，脉浮数。治宜疏风清热，宣肺利咽。可选用中成药利咽解毒颗粒、清咽滴丸、金嗓清音丸、口疮吹药等。

（2）风寒袭表型：主要表现为咽部轻微疼痛，吞咽不利，咽部黏膜淡红，伴周身不适，发热畏寒，咳嗽痰稀，鼻塞，流清涕，舌质淡红，苔薄白，脉浮紧。治宜辛温解表，疏风散寒。可选用中成药五味麝香丸、九味羌活颗粒、荆防冲剂、荆防败毒丸等。

（3）肺胃热盛型：主要表现为咽部疼痛较重或逐渐加剧，吞咽时痛甚，痰多而黄稠，咽喉梗塞明显，咽部黏膜弥漫性充血肿胀且较显著，咽后壁淋巴滤泡红肿突起，显现有黄白色斑点状改变，伴颌下淋巴结肿大压痛，且有发热不恶寒，口渴喜饮，大便秘结，小便黄赤，舌质红，苔黄，脉洪数。治宜泻热解毒，利咽消肿。可选用中成药清胃黄连丸、清火栀麦片、喉疾片、清咽利膈丸、冰硼散等。

23 怎样根据辨证分型选用治疗慢性咽炎的中成药？

咨询：我患有慢性咽炎，吃过不少西药，还针灸治疗过，效果都不太好，准备改用中成药调理。咨询医生说应用中成药需要辨证分型，如果药不对证很难达到应有的疗效，请问**怎样根据辨证分型选用治疗慢性咽炎的中成药？**

解答：医生说得没错，应用中成药治疗疾病，和应用中药汤剂一样，同样需要辨证分型，如果药不对证，很难达到应有的疗效。中医通常将慢性咽炎分为肺肾阴虚、脾肾阳虚、痰火郁结3种基本证型进行辨证治疗，应用中成药也是如此。

（1）肺肾阴虚型：主要表现为咽部干痛不适，灼热感、异物感，或咽痒干咳，痰少而黏，症状朝轻暮重，可伴有午后潮热、两颧潮红、虚烦失眠、大便干燥、腰膝酸软等症状，检查可见咽部黏膜暗红、干燥，舌质红少津，苔少或花剥，脉细数。治宜滋养肺肾，降火利咽。可选用中成药余甘子喉片、金果饮、铁笛丸、健民咽喉片等。

（2）脾肾阳虚型：主要表现为咽喉微痛，哽噎不适，或干不思饮，饮则喜热汤，语声低微，精神不振，小便清长，大便溏薄，纳谷不香，手足不温，腰酸腿软，检查可见咽内不甚红亦不过于肿胀，或略呈淡白色，舌质淡，苔白滑，脉沉细弱。治宜补益脾肾，温阳利咽。可选用中成药金匮肾气丸、利咽灵片、济生肾气丸、藏青果喉片等。

（3）痰火郁结型：主要表现为咽部异物感或痰黏着感明显，灼热发干，或有微痛，易恶心作呕，痰黏稠偏黄，伴有口臭，检查可见咽部黏膜颜色暗红，黏膜质地肥厚，咽后壁淋巴滤泡增多甚至融合成块，咽侧索肿胀，舌质偏红或有瘀斑、瘀点，苔黄厚，脉细滑数。治宜化痰散结，养阴利咽。可选用中成药止咳青果合剂、金嗓利咽丸、梅核气丸、鼻咽灵片等。

24 针灸治疗咽炎有什么作用?

咨询: 我今年50岁,患咽炎已有一段时间,中药、西药没少吃,还冷冻治疗过,效果都不太好。上网查了一下,说是针灸治疗咽炎的效果不错,我想进一步了解一下,请您告诉我针灸治疗咽炎有什么作用?

解答: 这里首先告诉您,针灸治疗咽炎的效果确实不错。想了解针灸治疗咽炎有什么作用,首先要知道针灸疗法。"针"是指"针刺",是利用各种针具刺激穴位以治病的方法;"灸"是指"艾灸",是用艾绒在穴位上燃灼或熏熨来治病的方法。《灵枢·官能》中说:"针所不为,灸之所宜。"《医学入门》中也说:凡病"药之不及,针之不到,必须灸之。"艾灸可以弥补针刺之不足,针刺和艾灸常配合应用,故常针灸并称。

针灸疗法是中医学的重要组成部分,它是通过针刺与艾灸调整脏腑经络气血的功能,从而达到防治疾病目的的。针灸疗法具有适应证广泛、疗效明显、经济安全等特点,既能防病治病,又能养生保健,深受广大患者的欢迎。

针灸治疗咽炎,主要是通过调和阴阳、扶正祛邪、疏通经络,以调整脏腑功能,具有清热解毒、消肿止痛、润喉利咽、止咳化痰、疏肝解郁、滋阴降火等多种功效,能改善或消除咽炎患者咽部疼痛、干燥、异物感等诸多症状,促使咽炎顺利康复,防止病情反复。

（1）调和阴阳：阴阳平衡是机体保持正常生理状态的根本保证，如果机体阴阳平衡失调，脏腑功能紊乱，诸如出现风热侵袭、风寒袭表、肺胃热盛、肺肾阴虚、脾肾阳虚、痰火郁结等，则可罹患急、慢性咽炎。针灸治疗咽炎的关键，就在于根据辨证结果的不同来调节阴阳的偏盛偏衰，使机体阴阳归于新的平衡，达到"阴平阳秘"，恢复其正常生理功能的目的。

（2）扶正祛邪：扶正就是扶助正气，增强抗病能力；祛邪就是祛除致病的因素。咽炎的发生、发展，通常是正邪相争的过程，针灸可以扶正祛邪，可收到清热解毒、消肿止痛、止咳化痰、疏肝解郁、滋阴降火等多种功效，能改善或消除咽炎患者咽部疼痛、干燥不适、咽痒、异物感等诸多症状，促使咽炎顺利康复。大凡针刺补法和艾灸皆有扶正之作用，针刺泻法和放血有祛邪的作用。当然，临证时必须结合腧穴的特殊性来考虑，只有根据病情恰当取穴，才能达到应有的治疗效果。

（3）疏通经络：人体的经络"内属于脏腑，外络于肢节"，十二经的分布中，阳经在四肢之表，属于六腑，阴经在四肢之里，属于五脏，并通过十五络的联系，沟通表里，组成气血循环的通路，维持着人体正常的生理功能。经络和气血及脏腑之间有密切的联系，咽炎的发生与气血失和、脏腑失调有关，这些病理特征可以反映在经络上，并可以通过针灸调节经络与脏腑气血的平衡，从而改善或消除咽炎患者咽部疼痛、口渴咽干、咽痒、异物感等诸多症状，促使咽炎顺利康复。

25 治疗咽炎常用的毫针处方有哪些？

咨询： 我患有咽炎，正在运用毫针进行针灸治疗，针刺的穴位是少商、尺泽、合谷、陷谷和关冲穴，听说针刺治疗咽炎可选用不同的穴位，有很多好的处方，我想了解一下，请您讲一讲<u>治疗咽炎常用的毫针处方有哪些</u>？

解答： 中医治疗疾病强调辨证论治，不同的病情应采用各不相同的方法，针刺治疗也是如此。针刺治疗咽炎确实可选用不同的穴位，有很多好的处方，您说的针刺少商、尺泽、合谷、陷谷和关冲穴，只是诸多治疗咽炎针刺处方中的一种。下面简单介绍一下治疗咽炎常用的针刺处方，以供参考。

〈处方一〉

取穴：合谷、内关、足三里、曲池、肺俞、尺泽、太溪、照海、复溜。

操作：患者取适当的体位，局部常规消毒后，用平补平泻手法进行针刺治疗。通常每次选取 3~4 个穴位，上述穴位交替使用，每次留针 10~20 分钟，每日治疗 1 次，5~10 次为 1 个疗程。

适应证：慢性咽炎。

〈处方二〉

取穴：少商、尺泽、合谷、陷谷、关冲。

操作：患者取适当的体位，局部常规消毒后，进行针刺治疗。操作时少商、关冲穴分别用三棱针点刺出血；尺泽穴直刺0.5~0.8 寸，捻转用泻法；合谷穴直刺 0.5~0.8 寸，用提插泻法；陷谷穴直刺或斜刺 0.5~1 寸，捻转用泻法。通常每次留针20~30 分钟，每日或隔日治疗 1 次，3~5 次为 1 个疗程。

适应证：急、慢性咽炎咽喉肿痛辨证属实热证者。

〈处方三〉

取穴：太溪、照海、鱼际。便秘者加上巨虚。

操作：患者取适当的体位，局部常规消毒后，进行针刺治疗。操作时太溪、照海穴直刺 0.5 寸，捻转用平补平泻手法；鱼际穴直刺 0.5~0.8 寸，捻转用平补平泻手法；上巨虚直刺1~2 寸，用提插平补平泻手法。通常每次留针 20~30 分钟，每日或隔日治疗 1 次，7~10 次为 1 个疗程。

适应证：急、慢性咽炎咽喉肿痛辨证属阴虚内热证者。

〈处方四〉

取穴：列缺、尺泽、鱼际、合谷、手三里、曲池、足三里、内庭、人迎。

操作：患者取适当的体位，局部常规消毒后，用泻法进行针刺治疗。通常每次选取 3~4 个穴位，上述穴位交替使用，每次留针 10~20 分钟，每日治疗 1~2 次。若高热不退、咽部红肿痛甚者，可配合三棱针点刺双手少商穴或商阳穴，以出血泄热。

适应证：急性咽炎。

〈处方五〉

取穴：风池、尺泽、合谷、少商、足三里、照海。

操作：患者取适当的体位，局部常规消毒后，进行针刺治疗。操作时患者先取坐位，风池穴针尖微向下，向鼻尖斜刺0.8~1.2寸；然后取仰卧位，尺泽穴直刺0.8~1.2寸，合谷穴直刺0.5~1寸，少商穴浅刺0.1寸，足三里穴直刺1~2寸，照海穴直刺0.5~0.8寸。以上穴位均取双侧，用平补平泻手法，针刺得气后留针30分钟，每日治疗1次，5次为1个疗程，疗程间间隔2天，治疗1~3个疗程。

适应证：慢性咽炎。

〈处方六〉

取穴：风池、大椎、列缺。声音嘶哑者加廉泉；头痛者加合谷。

操作：患者取适当的体位，局部常规消毒后，进行针刺治疗。操作时风池穴向咽喉方向斜刺1寸许，提插泻法后调整针尖，向对侧眼球方向刺1寸许，用提插泻法；大椎穴斜刺0.5~1寸，并可加艾条回旋灸或雀啄灸；列缺穴向肘部斜刺0.2~0.3寸，捻转用泻法。廉泉穴直刺0.3寸许，行雀啄泻法；合谷穴直刺0.5~0.8寸，用提插泻法。通常每次留针20~30分钟，每日治疗1次。

适应证：风寒袭表型急性咽炎。

〈处方七〉

取穴：廉泉、少商、尺泽、合谷。咽喉肿痛甚者加天突；发热甚者加大椎；咳嗽痰多者加丰隆；便秘者加上巨虚。

操作：患者取适当的体位，局部常规消毒后，进行针刺治疗。操作时廉泉穴直刺0.3寸许，行雀啄泻法；少商穴向腕部斜刺0.2~0.3寸，或用三棱针点刺出血；尺泽、合谷穴直刺0.5~0.8寸，用提插泻法。天突穴先直刺0.2~0.3寸，然后沿胸骨柄后缘、气管前缘缓慢向下刺入 0.5~1 寸，不再施手法；大椎穴斜刺 0.5~1 寸，用捻转泻法；丰隆、上巨虚穴直刺 0.5~0.8 寸，用提插泻法。通常每次留针 20~30 分钟，每日治疗 1 次。

适应证：风热侵袭型急性咽炎。

〔处方八〕

取穴：天突、商阳、曲池、内庭。痰多者加丰隆；便秘加上巨虚或支沟；小便短赤者加通里、足通谷；口干者加廉泉。

操作：患者取适当的体位，局部常规消毒后，进行针刺治疗。操作时天突穴先直刺 0.2~0.3 寸，然后沿胸骨柄后缘、气管前缘缓慢向下刺入 0.5~1 寸，不再施手法；商阳穴用三棱针点刺出血；曲池、丰隆、支沟穴直刺 0.5~0.8 寸，用提插泻法；内庭穴向足背方向斜刺 0.3~0.5 寸，捻转用泻法；廉泉穴直刺 0.3 寸许，行雀啄泻法；上巨虚直刺 1~2 寸，用提插泻法；通里直刺 0.5~0.8 寸，用提插泻法；足通谷直刺 0.2~0.3 寸，捻转用泻法。通常每次留针 20~30 分钟，每日治疗 1 次。

适应证：肺胃热盛型急性咽炎。

〔处方九〕

取穴：廉泉、列缺、照海、太溪。伴午后潮热、手足心热者加劳宫；精神疲乏者加足三里；咽部有异物感者加天突、膻中。

操作：患者取适当的体位，局部常规消毒后，进行针刺治疗。操作时廉泉穴直刺 0.3 寸许，行雀啄泻法；列缺穴向肘部斜刺 0.2~0.3 寸，捻转用补法；照海、太溪穴直刺 0.5 寸，捻转用补法；劳宫穴直刺 0.3~0.5 寸，行平补平泻手法；足三里穴直刺 1~2 寸，行平补平泻手法；天突穴先直刺 0.2~0.3 寸，然后沿胸骨柄后缘、气管前缘缓慢向下刺入 0.5~1 寸，不再施手法；膻中穴向下平刺 0.5~0.8 寸，捻转用泻法。通常每次留针 20~30 分钟，每日或隔日治疗 1 次，10 次为 1 个疗程。

适应证：阴虚肺燥型慢性咽炎。

〈处方十〉

取穴：阴陵泉、足三里、丰隆、天突、内庭。咽部有异物感、胀感加膻中；咳嗽明显、痰黄稠量多加尺泽、肺俞；便秘加天枢、大肠俞；咽部充血水肿较甚加金津、玉液刺络放血。

操作：患者取适当的体位，局部常规消毒后，进行针刺治疗。操作时阴陵泉、丰隆直刺 0.5~0.8 寸，用提插泻法；足三里穴直刺 1~2 寸，用提插补法；天突穴先直刺 0.2~0.3 寸，然后沿胸骨柄后缘、气管前缘缓慢向下刺入 0.5~1 寸，不再施手法；内庭穴向足背方向斜刺 0.3~0.5 寸，捻转用泻法；膻中穴向下平刺 0.5~0.8 寸，捻转用泻法；尺泽穴直刺 0.5~0.8 寸，捻转用泻法；肺俞穴向下斜刺 0.5 寸，捻转用泻法；天枢、大肠俞直刺 1 寸，捻转用泻法；金津、玉液用三棱针点刺出血。通常每次留针 20~30 分钟，每日或隔日治疗 1 次，10 次为 1 个疗程。

适应证：痰火郁结型慢性咽炎。

26 治疗咽炎常用的刺络放血处方有哪些?

咨询: 我是个乡村医生,前段时间参加乡村医生实用中医技术培训,授课老师讲刺络放血治疗咽炎的效果不错。正好一位患者因咽炎来找我,我想用刺络放血法给他调理一下,我要问的是治疗咽炎常用的刺络放血处方有哪些?

解答: 刺络放血治疗咽炎的效果确实不错,下面介绍一些治疗咽炎常用的刺络放血处方,以供参考。

处方一

取穴:大椎、少商、商阳。

操作:患者取坐位,局部常规消毒后,进行刺络放血治疗。操作时取少商、商阳、大椎穴,常规消毒后,用三棱针进行点刺,每穴挤血数滴。其中大椎穴点刺后加拔火罐,留罐15分钟。通常每日治疗1次,7次为1个疗程。

适应证:急性咽炎。

处方二

取穴:少商。

操作:患者取适当的体位,局部常规消毒后,进行刺络放血治疗。操作时取双侧少商穴,自拇指桡侧近端向穴位处推送使其充血，皮肤常规消毒后，持三棱针对准穴位迅速刺入3分左右，立即将针退出，挤压穴位周围使其出血3~5滴，再以消毒干棉球压迫止血。通常每日点刺双侧少商穴各1次，连续3日。

适应证：急性咽炎咽喉肿痛。

处方三

取穴：然谷。

操作：患者取坐位，局部常规消毒后，进行刺络放血治疗。操作时在然谷穴3厘米直径范围内寻找浅表小静脉，常规消毒后，用三棱针点刺小静脉出血，每次放血1~20毫升不等，待自然止血后，用碘伏消毒伤口，不需包扎。通常每次刺一侧，3~4天1次，4次为1个疗程。

适应证：慢性咽炎。

处方四

取穴：照海、患部。精神疲乏者，加足三里；咳嗽痰多者，加针刺丰隆、阴陵泉；便溏者，加针刺太白；畏寒肢冷者，加灸气海；咳嗽明显、痰黄稠量多者，加针刺尺泽、肺俞；便秘者，加针刺天枢、大肠俞；根据辨证分型，阴虚肺燥者，加列缺、太溪；痰热蕴结者，加丰隆、尺泽。

操作：患者取适当的体位，局部常规消毒后，进行刺络放血配合针刺治疗。照海穴的治疗，先在照海穴及周围寻找浅表小静脉，常规消毒后，用三棱针点刺小静脉出血，等自然止血后用碘伏消毒。患部刺络放血治疗操作同前面处方一。其他加减穴位的针刺治疗操作参见前面毫针处方的治疗操作。

适应证：慢性咽炎。

《处方五》

取穴：耳背，位于耳轮的外侧面。

操作：患者取坐位，局部常规消毒后，进行刺络放血治疗。操作时选准耳背近耳轮处明显的血管 1 根（左右均可），揉搓数分钟使其充血。常规消毒后，左手将耳背拉平，中指顶于下，右手持经消毒的手术刀，用刀尖划破血管，则见自然出血，约0.5 毫升即可（下刀轻重适宜，重则易伤耳软骨，轻则出血量不足），之后用消毒棉签抹去血液，并消毒切口，盖以消毒敷料，贴上胶布即可，数日内勿被水浸，以防感染。第二周如法选对侧耳背放血，第三周再放第一次放血的耳朵，共治疗 3 次。

适应证：慢性咽炎。

《处方六》

取穴：少商、患部。发热甚者，加大椎点刺出血并拔罐；咳嗽痰多者，加针刺丰隆；便秘者，加针刺上巨虚；口干者加针刺廉泉。根据辨证分型，风寒者，加针刺风池、列缺；风热者，加针刺曲池、合谷、商阳；肺胃实热者，加针刺曲池、内庭。

操作：患者取适当的体位，局部常规消毒后，进行刺络放血配合针刺治疗。操作时少商、商阳穴的治疗，先自拇指（少商）或食指（商阳）桡侧近端向穴位处推送使其充血，皮肤常规消毒后，持三棱针对准穴位迅速刺入 3 分左右，立即将针退出，然后挤压穴位周围，使之出血 3~5 滴，或待出血颜色自深红、紫红变为鲜红时停止挤压，再以消毒干棉球压迫止血。患部治疗时，嘱患者张口，用压舌板压定舌头，暴露口咽部，然后持 5 寸长毫针对准咽窍红肿患部，用丛刺法轻浅地刺 5~10下（即在患部做比较集中的点状丛刺），直刺 0.1 寸，微出血即可。大椎穴治疗时，局部常规消毒后，先用三棱针在大椎穴上点刺，使之有少量血液渗出，然后用闪火法将大小合适的罐具吸拔于大椎穴上，留罐5~15分钟。其他加减穴位的针刺治疗操作参见前面毫针处方的治疗操作。

适应证：急性咽炎。

27 应用针刺疗法治疗咽炎应注意什么？

咨询： 我患有咽炎，咽喉部像是有草梗，咽又咽不下去，咳也咳不出来的滋味，实在让人难受。听说针刺疗法治疗咽炎的效果不错，我准备试一试，但不清楚有哪些注意事项，我想了解一下<u>应用针刺疗法治疗咽炎应注意什么？</u>

解答： 为了保证针刺疗法治疗咽炎安全有效，避免不良反应发生，在应用针刺疗法治疗咽炎时，应注意以下几点。

（1）注意进行严格消毒：采用针刺疗法治疗咽炎时，应注意对所用的针具、施针处皮肤以及施术者的双手进行常规消毒，以预防交叉感染及局部感染的发生。

（2）注意针刺的禁忌证：要注意针刺治疗的适应证，严防有禁忌证的咽炎患者进行针刺治疗。患有出血性疾病、贫血者，局部皮肤有感染、溃疡、冻伤者，以及体质虚弱、过于饥饿、精神高度紧张者等，均不宜进行刺血治疗。

（3）恰当选用针刺穴位：以中医学基本理论为指导，根据急、慢性咽炎患者具体情况的不同，结合穴位的功用主治，恰当选用针刺治疗的穴位，穴位的选取宜少而精。

（4）掌握正确针刺方法：要掌握正确的针刺方法，严格按照操作规程针刺，针刺的角度、方向和深度要正确，对风池、风府、哑门等接近延髓等重要部位的穴位以及胸背部穴位尤应注意，以防意外情况发生。

（5）针前注意检查针具：针前应注意检查针具，严防应用不合格的针具进行针刺治疗。进针时体外应留有适当的针体，以防针体折断。针刺治疗时应注意选择适当的体位，以有利于正确取穴和施术，并注意防止晕针、滞针和弯针等现象发生。

（6）注意预防处理晕针：应注意预防晕针发生，不要在劳累、饥饿以及精神紧张时针刺，一旦出现晕针现象，应立即让患者平卧，进行相应的处理。

（7）注意与他法相配合：针刺治疗咽炎的作用有限，临床中应注意与药物治疗、饮食调养、情志调节等其他治疗调养方法配合应用，以发挥综合治疗的优势，提高临床疗效。

28 治疗咽炎常用的艾灸处方有哪些？

咨询：我朋友曾患咽炎，经常咽喉部不舒服，是通过艾灸治好的。我近段时间也总感觉咽喉部不舒服，经检查诊断为咽炎，想用艾灸进行调理。听说治疗咽炎的艾灸处方有很多，请您告诉我治疗咽炎常用的艾灸处方有哪些？

解答：艾灸简单易行，人们乐于接受，是自我治疗调养咽炎，缓解咽喉部不舒服的有效方法。治疗咽炎的艾灸处方有很多，下面选取临床较常用者，从取穴、操作、适应证三方面逐一介绍。

《处方一》

取穴：天突。

操作：患者取仰卧位，采用艾条隔姜灸的方法进行治疗。操作时取生姜一块，切成厚约 0.3 厘米的姜片，用针于中间穿刺数孔，放在天突穴上，之后点燃艾条施灸。通常每次熏灸 15 分钟，以使天突穴附近皮肤潮红为度，艾灸完毕喝杯温开水，如果有蜂蜜水更好，每日治疗 1~2 次，3~5 日为 1 个疗程。

适应证：咽炎。

《处方二》

取穴：天突、气舍、璇玑。

操作：患者取适当的体位，采用艾炷隔姜灸的方法进行治疗。操作时取生姜一块，切成厚约 0.3 厘米的姜片，用针于中间穿刺数孔，放在施灸的穴位上，上置中号艾炷点燃施灸。通常每次每穴灸 3~5 壮，每日治疗 1 次，5~7 次为 1 个疗程。

适应证：慢性咽炎。

《处方三》

取穴：天突、足三里。咽部有异物感、胀感者，加膻中；便溏者，加太白；便秘者，加天枢、大肠俞。根据辨证分型选穴，阴虚肺燥者，加列缺、照海；肺脾气虚者，加气海、太渊；

痰热蕴结者，加阴陵泉、丰隆、内庭。

操作：患者取适当的体位，采用艾灸的方法进行治疗。操作时天突、足三里、太白、列缺、照海、气海、太渊用艾条温和灸 10 分钟左右，以使局部红润为度，膻中、阴棱泉、丰隆、内庭穴用艾条回旋灸或雀啄灸 10~20 分钟，其他穴位用艾条温和灸 5~10 分钟。亦可适当选用艾炷灸、温针灸。太渊穴禁用艾炷灸。通常每日或隔日治疗 1 次，7~10 次为 1 个疗程。

适应证：慢性咽炎。

〈处方四〉

取穴：风池、廉泉。发热甚者，加大椎；咳嗽痰多者，加丰隆。根据辨证分型选穴，风寒外袭证，加列缺；风热外袭证，加商阳、合谷、曲池；肺胃实热者，加内庭、尺泽。

操作：患者取适当的体位，采用艾灸的方法进行治疗。操作时各穴均可用艾条雀啄，商阳穴可用线香，重灸 20 分钟左右。若用艾炷灸，商阳穴用小艾炷，余穴（风池、廉泉不宜用艾炷灸）用豆粒大艾炷灸 6~10 壮，宜口吹其火，使火力壮而短促，不燃至皮肤即扫除。对于风寒外袭证者，用艾炷灸时可隔姜片。亦可适当选用温针灸，方法是针刺得气后，将毫针留在适宜的深度，把艾条剪成 2 厘米长的小段，穿置于针柄上点燃施灸，燃尽为止。通常每日治疗 1 次，可连续治疗 3~5 日。

适应证：急性咽炎。

〈处方五〉

取穴：三线灸以颈局部取穴为主，一线为任脉颈段，其中以廉泉、天突穴为主，二、三线为胃经颈段左右各一线，其中以人迎、水突加小肠经天容穴为主。急性咽炎加灸少商，慢性咽炎加灸太溪。

操作：患者取仰靠坐位或仰卧位，采用三线灸的方法进行治疗。操作时一手持镜子对照颈部，一手持点燃的无烟灸条，先灸一线，后灸二、三线及其他穴位。方法是采用小幅度悬灸，距离以患者能忍受为度，要求热力深达病位，如患者感觉病位像有泉水涌出，效果最佳。通常每次治疗30分钟，每日治疗1次，6次为1个疗程。操作时注意防止烫伤，颈部灸时不宜说话和做吞咽动作，灸条燃后的灰烬及时去掉，以保证效力，若热力1次不能透达病位，不可强求，多灸几次逐渐达到。

适应证：急、慢性咽炎。

29 应用艾灸疗法治疗咽炎应注意什么？

咨询：我近段时间总感觉咽喉部有异物似的不舒服，经检查诊断为咽炎，听说艾灸治疗咽炎的效果不错，女儿购买了艾条，准备让我运用艾灸调理一下。我明白艾灸治疗有注意事项，请问<u>应用艾灸疗法治疗咽炎应注意什么？</u>

解答：艾灸治疗调养疾病确实有其注意事项，了解这些注意事项，是保证艾灸治疗安全有效的前提和基础。这里介绍一下应用艾灸疗法治疗咽炎应注意的问题，希望您在了解这些注意事项后再进行艾灸。

（1）以中医学理论为指导，根据咽炎患者病情和体质的不同选择合适的穴位和艾灸方法，严防有艾灸禁忌证的咽炎患者进行艾灸治疗。施灸时取穴要准确，灸穴不宜过多，火力要均匀，切忌乱灸、暴灸。同时要注意严格消毒，防止感染发生。

（2）施灸的顺序，一般是从上至下，先背部、后腹部，先头部、后四肢，先灸阳经、后灸阴经，在特殊情况下则可灵活运用，不必拘泥。对皮肤感觉迟钝的患者，施治过程中要不时用手指置于施灸部位，以测知患者局部皮肤的受热程度，便于随时调节施灸的距离，避免烫伤。

（3）施灸过程中要严防艾火滚落烧伤皮肤或烧坏衣服、被褥等，施灸完毕必须把艾条、艾炷之火熄灭，以防复燃发生火灾。施灸后还要做好灸后处理，如果因施灸时间过长局部出现小水疱者，注意不要擦破，可任其自然吸收；如果水疱较大，可局部消毒后用毫针刺破水疱放出疱液，或用注射器抽出疱液，再涂以甲紫，并用纱布包敷，以避免感染等不良反应发生。

（4）艾灸疗法治疗咽炎的作用有限，临床中应注意与药物治疗、情志调节、针刺疗法、饮食调养等其他治疗调养方法配合应用，以发挥综合治疗的优势，提高临床疗效。

30 穴位注射疗法治疗咽炎有什么特点？

咨询： 我最近一段时间总感觉咽喉部疼痛不舒服，到医院就诊，经检查诊断为咽炎。医生建议在服药治疗的同时配合穴位注射疗法，我还是第一次听说穴位注射疗法，麻烦您讲一讲**穴位注射疗法治疗咽炎有什么特点？**

解答： 穴位注射疗法又称水针疗法，是针灸学的重要组成部分，它是在选定的穴位中进行药物注射，通过针刺和药液对穴位的刺激及药理作用，从而调整机体的各种功能，改善病理状态的一种治疗方法。

进行穴位注射治疗需要器械和药物，常用的器械有 2~5 毫升一次性注射器、碘伏、镊子等，常用的注射用药物有鱼腥草注射液，庆大霉素、小诺霉素等抗生素注射液，地塞米松注射液、2% 盐酸利多卡因注射液等。治疗时根据病情的需要选取适当的穴位和药物，常规消毒后将针头按照毫针刺法的角度和方向要求，快速刺入皮下或肌层的一定深度，并上下提插，出现针感后若回抽无血，即将药物注入。注射的剂量因药物及注射部位的不同而有差异，如四肢及腰部肌肉丰厚处可注入 1~2毫升，而头面及耳廓等处一般只需注射 0.3~0.5 毫升。

穴位注射疗法中穴位的选择及原则同体针疗法。穴位的选取宜少而精，穴位注射治疗要注意药物的性能、药理作用、剂量和配伍禁忌、不良反应、过敏反应等，不可将药液注入关节腔、脊髓腔和血管内。同时穴位注射要注意避开神经，千万不可损伤神经，要严格掌握针刺的角度和深度，严防刺伤内脏等不良事件发生。由于穴位注射疗法治疗咽炎的作用局限，临床中应注意与药物治疗、饮食调养等其他治疗调养方法配合应用，以提高疗效。

穴位注射疗法的特点是可发挥经穴和药物双重作用，但以经穴刺激为主要作用。穴位注射疗法确实能治疗咽炎，咽炎患者通过选取适当的穴位和药物进行穴位注射，能调和阴阳气血，调整脏腑功能，并能发挥药物的功效，具有清热解毒、利咽润喉、消肿止痛、止咳化痰、疏肝解郁、滋阴降火等多种功效，能改善或消除咽炎患者咽部疼痛、干燥、有异物感等诸多症状，促使咽炎顺利康复，防止病情反复。

31 治疗咽炎常用的穴位注射处方有哪些？

咨询： 我是个乡村医生，喜欢运用针灸疗法治疗调养疾病，从网上看到穴位注射疗法治疗咽炎的效果不错，准备试一试。我明白穴位注射治疗疾病有很多处方，请问治疗咽炎常用的穴位注射处方有哪些？

解答： 适用于治疗咽炎的穴位注射处方有很多，它们各有不同的适用范围，下面介绍一些临床常用者，以供参考。

《处方一》

取穴：天突。

操作：患者取适当的体位，局部常规消毒后，用穴位注射疗法进行治疗。操作时用 2 毫升一次性注射器抽取鱼腥草注射液 2 毫升，换上牙科用 5 号细长针头，穴位局部消毒后，先直刺刺入 0.3 寸，然后沿胸骨柄后缘，气管前缘缓慢向下刺入 1~1.2 寸，注意不可向左右偏斜，防止刺伤气管及肺尖，回抽无血，即可将药液缓慢注入，通常每次注入药液 1~2 毫升，针感向咽喉部放射为佳，隔日治疗 1 次，14 次为 1 个疗程。

适应证：慢性咽炎。

《处方二》

取穴：手三里。

操作：患者取适当的体位，局部常规消毒后，用穴位注射疗法进行治疗。操作时用 5 毫升一次性注射器抽取 2% 普鲁卡因注射液 2 毫升、维生素 B_{12} 注射液 1 毫升（50 微克）、地塞米松注射液 0.5 毫升（2.5 毫克），混合后备用。手三里穴局部常规消毒后，先将针头直刺刺入，待得气后回抽无血，即可将药液缓慢注入。通常每次选取一侧手三里穴，两侧穴位交替，每次注入药液 2 毫升，每日治疗 1 次，3 次为 1 个疗程。

适应证：急性咽炎。

《处方三》

取穴：天突、曲池。

操作：患者取适当的体位，局部常规消毒后，用穴位注射疗法进行治疗。操作时患者取坐位，背贴椅背，略仰头，暴露颈部，用 10 毫升一次性注射器配 7 号针头抽取鱼腥草注射液 6 毫升，天突穴局部常规消毒后，直刺进针，进针后针尖略向下斜刺 0.5~0.6 寸，待患者平静后令其做吞咽动作，若无梗刺感，回抽无血，即可将药液缓慢注入，通常每次注入药液 2 毫升。之后在曲池穴局部常规消毒，先将针头直刺刺入，待得气后回抽无血，即可将鱼腥草注射液缓慢注入，左右穴位各注入 2 毫升。

适应证：慢性咽炎。

〈处方四〉

取穴：颈椎 4~5 旁开 5 分处。

操作：患者取适当的体位，局部常规消毒后，用穴位注射疗法进行治疗。操作时令患者面向椅背骑坐在椅子上，将两臂放在椅背上，上身稍前倾，头部伏于手臂上。操作者立于患者身后，用双手拇指指腹的侧面沿脊柱两侧旁开 5 分处自上而下均匀用力按压，当患者感到指压处有酸麻胀痛时，该处即为治疗用穴，上述敏感点多位于颈椎 4~5 旁开 5 分处。之后用 2 毫升一次性注射器抽取当归注射液 2 毫升，局部常规消毒后，从该处进针，边进针边询问患者有无针感，当出现明显针感时，回抽无血，即可注入药液。通常每次每个穴位注入药液 0.5 毫升，每日治疗 1 次，10 次为 1 个疗程。

适应证：慢性咽炎。

〈处方五〉

取穴：人迎、足三里、太溪。午后潮热、手足心热者，加针刺劳宫；咽部有异物感者，加针刺膻中；咳嗽痰多者，加针刺阴陵泉。

操作：患者取适当的体位，局部常规消毒后，用穴位注射疗法进行治疗。操作时患者取仰卧位，肩背垫枕头，充分暴露颈前部，用2毫升一次性注射器抽取鱼腥草注射液2毫升，人迎穴处常规消毒后，将针头直刺进针0.5~1寸（注意以拇指将颈总动脉轻轻向外推，避免刺伤动脉），得气后回抽无血，即可注入药液，每次2毫升。之后再用2毫升一次性注射器抽取核酪注射液2毫升，患者取适当的体位，足三里、太溪穴分别消毒后，将针头直刺进针，得气后回抽无血，即可注入药液，每次每穴2毫升，左右穴位同时注射。劳宫穴、膻中穴、阴陵泉穴分别针刺，用平补平泻手法。

适应证：慢性咽炎。

处方六

取穴：天突、曲池、合谷。发热者，加大椎；痰多者，加针刺丰隆。

操作：患者取适当的体位，局部常规消毒后，用穴位注射疗法进行治疗。操作时患者取坐位，背贴椅背，略仰头，或取仰卧位，头下不垫枕头，于颈肩下垫一薄枕，暴露颈部，用2毫升一次性注射器抽取鱼腥草注射液2毫升，天突穴处常规消毒后，将针头直刺进针，进针后针尖略向下斜刺0.5~0.6寸，待患者平静后令其做吞咽动作，若无梗刺感，回抽无血，将药液缓慢注入2毫升。之后再用2毫升一次性注射器抽取鱼腥草注射液2毫升，患者取适当的体位，曲池、合谷穴分别消毒后，将针头直刺进针，得气后回抽无血，即可注入药液，每次每穴2毫升，左右穴位同时注射。大椎穴可穴位注射，方法同上，亦可刺络拔罐；丰隆穴毫针针刺，用泻法。

适应证：急性咽炎。

32 如何用穴位埋线疗法治疗慢性咽炎？

咨询： 我在医院理疗室工作，参加实用中医技术培训时，授课老师说穴位埋线疗法治疗慢性咽炎的效果不错，我准备开展这项工作，操作方法还不太熟练，请您介绍一下如何用穴位埋线疗法治疗慢性咽炎？

解答： 穴位埋线疗法是将医用羊肠线埋植在选定的穴位内，利用羊肠线对穴位的持续性刺激作用以达到治疗疾病目的的一种独特疗法。穴位埋线疗法多用于慢性病的治疗，可用于慢性支气管炎、哮喘、慢性胃炎、胃溃疡、面瘫、遗尿等多种疾病，也是治疗慢性咽炎行之有效的方法之一，急性咽炎患者则不宜使用。用于治疗慢性咽炎的穴位埋线方法有多种，下面介绍常用的几种，以供参考。

（1）天突穴埋线法

取穴：天突。

操作：患者取仰卧位，选取天突穴，充分暴露局部皮肤，常规消毒后，用一次性医用9号灭菌注射针头，28号灭菌毫针作针芯。选用"2-0"号长1.5厘米左右的已消毒的医用羊肠线，将羊肠线放入9号针头内，以针芯固定。治疗时左手拇、食指绷紧进针部位皮肤，右手持针，直刺0.2寸，然后将针尖与皮肤呈 45 度角，沿胸骨柄后缘向下刺入穴位 0.8~1 寸，缓慢推线退针，出针后用消毒棉球按压片刻，并用医用输液贴固定。15 日埋线 1 次，4 次为 1 个疗程。

适应证：慢性咽炎。

（2）关元、足三里穴埋线法

取穴：关元、足三里。

操作：患者取仰卧位，选取关元、足三里穴，充分暴露局部皮肤，常规消毒后，取一段 2 厘米长的消毒 1 号羊肠线，置于 12 号腰椎穿刺针内，左手拇、食指绷紧或提起进针部位皮肤，右手持针，迅速刺入皮下，再将针缓慢刺入适当深度，得气后，边推针芯，边退针，将线体留于穴位内。出针后用消毒棉球按压片刻，并用医用输液贴固定。通常 10 日治疗 1 次，3 次为 1 个疗程，1 个疗程无效者改用其他治疗方法。

适应证：慢性咽炎。

（3）廉泉、足三里为主穴埋线法

取穴：廉泉、足三里。阴虚肺燥者加肺俞、肾俞；肺脾气虚者加肺俞、脾俞；痰热蕴结者加阴陵泉、丰隆、脾俞。

操作：患者取俯卧或仰卧位，选取廉泉、足三里等穴，充分暴露局部皮肤，常规消毒后，取一段 1~2 厘米长的消毒"2-0"号羊肠线，置于埋线针针管的前端，用镊子将线体推入针管，注意线体一定要完全置入针内，不可露在针尖外面。根据进针部位的不同，左手拇、食指绷紧或提起进针部位皮肤，右手持针，迅速刺入皮下，并根据穴位解剖特点，进一步伸入到穴位适宜深度。在获得针感后，边推针芯，边退针管，将线体植入穴位的皮下组织或肌肉层。出针后用消毒棉球按压片刻，并用医用输液贴固定。

适应证：慢性咽炎。

33 如何用提刮痧疗法治疗慢性咽炎？

咨询： 我今年40岁，患慢性咽炎已有一段时间，正在服药治疗。看到有一养生保健机构介绍，提刮痧疗法治疗调养慢性咽炎的效果很好，我有点心动，想进一步了解一下，我要问的是**如何用提刮痧疗法治疗慢性咽炎？**

解答： 提刮痧疗法分为提痧疗法和刮痧疗法，具有疏通气血、发汗解表、舒筋活络、调理脾胃等功能。用此疗法能促使周身气血通畅，逐邪外出，并作用于循环系统，使血液回流加快，循环增强，淋巴液的循环加快，新陈代谢旺盛。提刮痧疗法也是治疗慢性咽炎的重要方法之一，用此疗法治疗慢性咽炎，具有方便简单易行、不良反应小、疗效明显等特点，尤其是在不能及时服药或不能进行其他治疗方法时，更能发挥其独特的效用。

（1）提痧疗法：用食指和中指，或食指和拇指提捏患者之皮肉，使皮下显现紫红色痧疹，每日1次。提捏部位为后发际至大椎穴之间的部位、颈前中线喉结上下的部位、双侧曲泽穴的部位，以及两目内眦之间的鼻根部位。

（2）刮痧疗法：是用边缘光滑的嫩竹板、瓷器片、小汤匙、铜钱、硬币、牛角片、玉片等物蘸食油或清水，在体表部位进行由上而下、由内向外反复刮动，用以治疗有关的疾病。

慢性咽炎刮治的部位包括颈前喉结上下的部位、颈内侧两线（颈前喉结旁开 1.5 寸自上而下两线）、颈外侧两线（双侧胸锁乳突肌）或后发际至大椎穴之间的部位。同时还可刮后背的膀胱经，即从大椎穴往下，沿着脊柱两旁，至命门以下。

刮治操作时，患者充分暴露须刮治的部位，操作者用右手拿取操作工具，蘸植物油或清水后，在确定的患者体表部位，轻轻向下顺刮或从内向外反复刮动，逐渐加重，刮时要沿同一方向刮，力量要均匀，采用腕力，一般刮 10~20 次，以出现紫红色斑点或斑块为度。

刮痧治疗一般每次 20 分钟左右，或以患者能耐受为度。刮痧的条数多少，应视具体情况而定，一般每处刮 2~4 条，每条长为 2~3 寸即可。

（3）提刮痧疗法注意事项：凡刮治部位的皮肤有溃烂、损伤、炎症均不能用此疗法，如初愈也不宜采用。饱食后或饥饿时，以及对提刮痧有恐惧者，忌用此疗法。初次时试 3~5 下即见皮肤青紫而患者不觉痛者，为本疗法适应证，如见皮肤发红，患者呼痛，则非本疗法适应证，应到医院诊治。要掌握手法轻重，由上而下顺行，刮痧时要蘸植物油或清水，保持润滑，以免刮伤皮肤。提刮痧疗法的体位可根据需要而定，一般有仰卧、俯卧、仰靠、俯靠等，以患者舒适为度。治疗完毕后应擦干油或水渍，并在青紫处抹少量祛风油，让患者休息片刻。

34 耳穴疗法治疗咽炎有什么特点?

咨询： 我今年33岁，是小学教师，患有咽炎，正在服药治疗。自从患咽炎后，我特别关注有关咽炎的防治知识，听说耳穴疗法方法简单，有其特点，能够治疗调养咽炎，我将信将疑，请问**耳穴疗法治疗咽炎有什么特点?**

解答： 耳为宗脉之所聚，十二经脉皆上通于耳，全身各脏腑也都与耳有紧密的联系，当人体内脏或躯体发生病变时，在耳廓相应的部位常出现"阳性反应点"，这些反应点又叫刺激点、压痛点、敏感点等，针灸学称之为"耳穴"。

耳穴的确定是中医学和现代医学相结合的结晶。耳穴在耳廓上的分布，恰似子宫内一个倒置的胎儿，头部向下，臀部向上，其分布规律是与头部相应的穴位在耳垂或耳垂附近，与上肢相应的穴位在耳舟部，与躯干或下肢相应的穴位在对耳轮或对耳轮的上下角，与内脏相应的穴位多集中在耳甲艇或耳甲腔。

耳穴不仅可以作为诊断疾病的方法，而且还可以通过对耳穴的刺激以达到治疗疾病的目的。通过刺激耳穴以治疗疾病的方法称之为耳穴疗法。耳穴疗法的种类较多，有耳穴按摩、耳穴针刺、耳穴贴压、耳穴温灸等，其中尤以耳穴针刺（简称耳针）和耳穴贴压（简称耳压）应用较为普遍。

耳穴疗法具有应用广泛、作用独特、便捷安全等特点，深受人们的欢迎。耳穴疗法确实能治疗调养咽炎。急、慢性咽炎患者通过选择性地针刺或贴压耳部穴位，能调整脏腑功能，调和阴阳气血，具有清热解毒、润喉利咽、消肿止痛、止咳化痰、疏肝解郁、滋阴降火等多种功效，能改善或消除咽炎患者咽部疼痛、干燥、异物感等诸多症状，促使咽炎顺利康复，防止病情反复。正确确定耳穴的位置是耳针和耳压治疗的前提和基础，用于治疗调养咽炎的耳穴较多，其耳穴的定位可参照常用耳穴示意图。

35 治疗咽炎常用的耳针处方有哪些？

咨询：我是中医爱好者，患有咽炎，正在接受耳针治疗。医生用的是咽喉、肺、肾、肝、神门和内分泌穴，听说治疗咽炎的耳针处方有很多，不同情况的咽炎可选用不同的处方。我想了解一下<u>治疗咽炎常用的耳针处方有哪些？</u>

解答：用耳针治疗咽炎，要想取得好的疗效，必须选取恰当的耳穴。治疗咽炎的耳针处方有很多，不同情况的咽炎可选用不同的耳针处方。下面选取临床较常用的治疗咽炎的耳针处方，从取穴、操作、适应证三方面逐一介绍，以供参考。

【处方一】

取穴：咽喉、肺、肾、肝、神门、内分泌。

操作：按照常用耳穴示意图，找到所选取的耳穴咽喉、肺、肾、肝、神门、内分泌的位置，常规消毒后，用血管钳或镊子夹住皮内针针柄，轻快刺入耳穴皮内，再以胶布固定。通常两耳穴位交替埋针，3日更换1次。

适应证：慢性咽炎。

〈处方二〉

取穴：咽喉、肺、耳屏、扁桃体、胃、肾上腺、内分泌。

操作：按照常用耳穴示意图，找到所选取的耳穴咽喉、肺、耳屏、扁桃体、胃、肾上腺、内分泌的位置，常规消毒后，用血管钳或镊子夹住皮内针针柄，轻快刺入耳穴皮内，再以胶布固定。通常两耳穴位交替埋针，3日更换1次。

适应证：急性咽炎。

〈处方三〉

取穴：咽喉、肺、胃、神门、耳尖、内分泌、肾上腺。

操作：按照常用耳穴示意图，找到所选取的耳穴咽喉、肺、胃、神门、耳尖、内分泌、肾上腺的位置，常规消毒后，用血管钳或镊子夹住皮内针针柄，轻快刺入耳穴皮内，再以胶布固定。通常两耳穴位交替埋针，3日更换1次。

适应证：急性咽炎。

〈处方四〉

取穴：咽喉、扁桃体、肺、皮质下、肾上腺、肾、内分泌。

操作：按照常用耳穴示意图，找到所选取的耳穴咽喉、扁桃体、肺、皮质下、肾上腺、肾、内分泌的位置，常规消毒后，用血管钳或镊子夹住皮内针针柄，轻快刺入耳穴皮内，再以胶布固定。通常两耳穴位交替埋针，3日更换1次。

适应证：慢性咽炎。

处方五

取穴：咽喉、心、肾上腺。

操作：按照常用耳穴示意图，找到所选取的耳穴咽喉、心、肾上腺的位置，常规消毒后，左手固定耳廓，右手持0.5寸短柄毫针，采取强刺激手法进行针刺，深度以穿破软骨但不透过对侧皮肤为度，针刺得气后留针10~20分钟，留针期间间歇行针。通常两耳穴位交替针刺，每日治疗1次，10次为1个疗程。

适应证：慢性咽炎。

处方六

取穴：咽喉、皮质下、肺、神门、内分泌。

操作：按照常用耳穴示意图，找到所选取的耳穴咽喉、皮质下、肺、神门、内分泌的位置，常规消毒后，左手固定耳廓，右手持0.5寸短柄毫针，采取强刺激手法进行针刺，深度以穿破软骨但不透过对侧皮肤为度，针刺得气后留针10~20分钟，留针期间间歇行针。通常两耳穴位交替针刺，每日治疗1次，10次为1个疗程。

适应证：慢性咽炎。

处方七

取穴：咽喉、扁桃体、肺、耳屏、内分泌。口渴便秘者，加胃；痛重热甚者，加耳尖点刺出血。

操作：按照常用耳穴示意图，找到所选取的耳穴咽喉、扁桃体、肺、耳屏、内分泌、胃的位置，常规消毒后，左手固定耳廓，右手持 0.5 寸短柄毫针，采取强刺激手法进行针刺，深度以穿破软骨但不透过对侧皮肤为度，针刺得气后留针 30 分钟左右。耳尖点刺出血时，耳尖局部常规消毒后，用三棱针或采血针快速刺破穴位处皮肤，挤出血液数滴，再以消毒干棉球按压片刻。通常两耳穴位交替针刺，每日治疗 1 次。

适应证：急性咽炎。

【处方八】

取穴：咽喉、扁桃体、肺、皮质下、肾上腺。咳嗽痰稀易咯者，加脾；咳嗽咯痰黏稠者，加肝、胃；口臭便秘者，加三焦；疼痛较甚者，加神门；咽部灼热感较重者，加耳尖或扁桃体点刺出血。

操作：按照常用耳穴示意图，找到所选取的耳穴咽喉、扁桃体、肺、皮质下、肾上腺、脾、肝、胃、三焦、神门的位置，常规消毒后，左手固定耳廓，右手持 0.5 寸短柄毫针，采取中等刺激手法进行针刺，深度以穿破软骨但不透过对侧皮肤为度，针刺得气后留针 30 分钟左右。耳尖或扁桃体点刺出血时，局部常规消毒后，用三棱针或采血针快速刺破穴位处皮肤，挤出血液数滴，再以消毒干棉球按压片刻。通常两耳穴位交替针刺，每日治疗 1 次。

适应证：慢性咽炎。

36 治疗咽炎常用的耳压处方有哪些？

咨询： 我今年50岁，患有咽炎，正在服药治疗。听说耳穴贴压法治疗咽炎的效果不错，我准备配合药物治疗试一试，已经有常用耳穴示意图，但不知道耳压处方。请您讲一讲治疗咽炎常用的耳压处方有哪些？

解答： 耳穴贴压法又称耳压疗法，取材方便，简单易学，无需特殊的设备，而且疗效可靠，使用安全，是深受人们喜欢的外治方法。需要说明的是耳穴贴压法选穴要准确，同时贴压也有很多技巧，最好让有经验的医生进行贴压治疗，以保证其安全有效。下面介绍一些治疗咽炎常用的耳压处方，以供参考。

◀处方一▶

取穴：咽喉、肺、耳屏、扁桃体、内分泌。

操作：按照常用耳穴示意图，找到所选取的耳穴咽喉、肺、耳屏、扁桃体、内分泌的位置，耳部常规消毒后，用0.5厘米×0.5厘米大小的胶布，把王不留行籽分别贴压于上述耳穴上。通常双侧耳穴交替贴压，贴压期间每日自行揉捏穴位3~5次，每次按揉1~2分钟，以使耳穴局部有酸胀感为度，3日换贴1次。

适应证：急性咽炎。

◀处方二▶

取穴：咽喉、扁桃体、肾上腺。

操作：按照常用耳穴示意图，找到所选取的耳穴咽喉、扁桃体、肾上腺的位置，耳部常规消毒后，用 0.5 厘米 ×0.5 厘米大小的胶布，把王不留行籽分别贴压于上述耳穴上。通常双侧耳穴交替贴压，3 日换贴 1 次，贴压期间每日自行揉捏穴位 5~6 次，每次按揉 1~2 分钟，以使耳穴局部有酸胀感为度，连续治疗 2 周为 1 个疗程。

适应证：慢性咽炎。

〈处方三〉

取穴：咽喉、肺、神门、皮质下、内分泌。

操作：按照常用耳穴示意图，找到所选取的耳穴咽喉、肺、神门、皮质下、内分泌的位置，耳部常规消毒后，用 0.5 厘米 ×0.5 厘米大小的胶布，把王不留行籽分别贴压于上述耳穴上。通常双侧耳穴交替贴压，3 日换贴 1 次，贴压期间每日自行揉捏穴位 5~6 次，每次按揉 1~2 分钟，以使耳穴局部有酸胀感为度，连续治疗 10 次为 1 个疗程。

适应证：慢性咽炎。

〈处方四〉

取穴：咽喉、耳屏、肝、肺、脾、耳尖、耳后静脉。

操作：按照常用耳穴示意图，找到所选取的耳穴咽喉、耳屏、肝、肺、脾、耳尖、耳后静脉的位置，耳部常规消毒后，用 0.5 厘米 ×0.5 厘米大小的胶布，把王不留行籽分别贴压于上述耳穴上（耳尖和耳后静脉宜用三棱针点刺放血 3~5 滴）。通常双侧耳穴同时贴压，贴压期间每日自行揉捏穴位 3~5 次，每次按揉 1~2 分钟，以使耳穴局部有酸胀感为度，3 日为 1 个疗程。

适应证：急性咽炎。

《处方五》

取穴：咽喉、肺、神门、胃、内分泌、肾上腺、耳尖。

操作：按照常用耳穴示意图，找到所选取的耳穴咽喉、肺、神门、胃、内分泌、肾上腺、耳尖的位置，耳部常规消毒后，用0.5厘米×0.5厘米大小的胶布，把王不留行籽分别贴压于上述耳穴上。通常双侧耳穴交替贴压，贴压期间每日自行揉捏穴位3~5次，每次按揉1~2分钟，以使耳穴局部有酸胀感为度，3日换贴1次。

适应证：急性咽炎。

《处方六》

取穴：咽喉、肺、胃、肾、胆、小肠、大肠、三焦。

操作：按照常用耳穴示意图，找到所选取的耳穴咽喉、肺、胃、肾、胆、小肠、大肠、三焦的位置，耳部常规消毒后，用0.5厘米×0.5厘米大小的胶布，把王不留行籽分别贴压于上述耳穴上。通常双侧耳穴交替贴压，3日换贴1次，贴压期间每日自行揉捏穴位3~5次，每次按揉1~2分钟，以使耳穴局部有酸胀感为度，连续治疗2周为1个疗程。

适应证：慢性咽炎。

《处方七》

取穴：咽喉、肺、神门、肾、肝、内分泌。

操作：按照常用耳穴示意图，找到所选取的耳穴咽喉、肺、神门、肾、肝、内分泌的位置，耳部常规消毒后，用0.5厘米×0.5厘米大小的胶布，把王不留行籽分别贴压于上述耳穴上。通常双侧耳穴交替贴压，3日换贴1次，贴压期间每日自行揉捏穴位5~6次，每次按揉1~2分钟，以使耳穴局部有酸胀感为度，连续治疗2周为1个疗程。

适应证：慢性咽炎。

〔处方八〕

取穴：咽喉、扁桃体、皮质下、肺、肾、肾上腺。

操作：按照常用耳穴示意图，找到所选取的耳穴咽喉、扁桃体、皮质下、肺、肾、肾上腺的位置，耳部常规消毒后，用0.5厘米×0.5厘米大小的胶布，把王不留行籽分别贴压于上述耳穴上。通常双侧耳穴交替贴压，3日换贴1次，贴压期间每日自行揉捏穴位5~6次，每次按揉1~2分钟，以使耳穴局部有酸胀感为度，连续治疗2周为1个疗程。

适应证：慢性咽炎。

37 应用耳针和耳压疗法治疗咽炎应注意什么？

咨询： 我最近总感觉咽喉部像是有异物，咽又咽不下去，咳也咳不出来，经检查诊断为咽炎。听说耳针和耳压疗法都能治疗咽炎，我准备试一试，但不知道有哪些注意事项，请您告诉我<u>应用耳针和耳压疗法治疗咽炎应注意什么？</u>

解答： 耳针和耳压疗法确实都能治疗咽炎，您患有咽炎，可以用耳针或耳压的方法调理一段时间。为了保证耳针和耳压疗法治疗咽炎安全有效，避免不良反应发生，在应用耳针和耳压疗法治疗咽炎时，应注意以下几点。

（1）注意常规清洁消毒：在进行耳针耳压治疗时，应对耳廓皮肤、所用治疗针具、压料以及施术者的双手进行常规消毒，以预防交叉感染及耳部感染的发生。如耳部出现感染者，应及时进行对症处理。

（2）恰当选取耳部穴位：应用耳针和耳压疗法调治急、慢性咽炎时，要结合耳穴的功能及主治病证等，选择适当的耳穴进行针刺或贴压治疗。在耳穴处方确定后，可用探针、火柴头、针柄等，在选用的穴区内寻找反应点（压痛点）。

（3）注意耳穴治疗禁忌：耳针和耳压疗法安全有效，并无绝对禁忌证，但对过度疲劳、衰弱，极度紧张、敏感，老年体弱者等，禁用耳针和耳压疗法。耳部有炎症及冬季有冻疮者，均不宜采用耳针和耳压疗法。对胶布、麝香止痛膏等贴用材料过敏者也不宜用耳针和耳压疗法。

（4）耳压者宜定时刺激：应用耳压疗法治疗者，在贴压耳穴期间应每日定时按压耳穴，要求手法轻柔、适度，节律均匀，按压后以有酸、麻、胀、痛、灼热的感觉为宜，严防手法力度过重而损伤耳部皮肤。

（5）耳针者注意防晕针：耳针疗法虽然刺激较轻，但也可发生晕针，所以应注意晕针的预防和处理。初次接受耳针治疗和精神紧张者，应先做好思想工作，消除顾虑，正确选择舒适持久的体位（尽可能采取卧位），取穴不宜太多，手法不宜过重，过度饥饿、疲劳者不予针刺，一旦出现晕针，应及早进行处理。

（6）注意配合其他疗法：耳针和耳压疗法治疗咽炎的作用有限，通常作为一种辅助手段与其他治疗调养方法配合应用，临床中应注意与药物治疗、饮食调理、起居调摄等治疗调养方法相配合，以发挥综合治疗的优势，提高临床疗效。

38 药物贴敷法治疗咽炎有什么特点？

咨询： 我平时喜欢吃辣椒，近段时间总感觉咽喉部像是有异物似的不舒服，经检查诊断为咽炎。爱人给我弄了个药物贴敷的方子，说能治疗咽炎，我想进一步了解一下药物贴敷法，请问**药物贴敷法治疗咽炎有什么特点？**

解答： 药物贴敷法又称药敷疗法，是把中草药经加工处理，在人体体表某一部位外敷或贴穴，使外敷药物通过肌肤吸收或借助对穴位、经络的刺激作用来治疗疾病的一种外治方法。

药物贴敷法历史悠久，在远古时代，人们就已应用泥土、草根、树皮等外敷伤口，春秋战国时期的《周礼·天官》就记载了运用外敷药物治疗疮疡的方法，《五十二病方》则记载有多种外敷方剂治疗创伤、外病等。时至清代，吴师机的《理瀹骈文》则集贴敷疗法之大成，标志着药物贴敷法的临床应用达到了较为完善的水平。现今药物贴敷法更是广泛应用于内、外、妇、儿、五官、伤科等的许多疾病中，贴敷的方法也由单纯的天然药物外敷，发展为离子导入、与磁电结合等方法，加强了药物贴敷法的治疗效果。

药物贴敷法和中医其他治疗方法一样，也是以中医学整体观念和辨证论治为指导思想的。正如清代医家吴师机所说："外治之理，即内治之理，外治之药，亦即内治之药，所异者法耳。"也就是说，内治和外治法的理、方、药三者是相同的，不同者仅仅是方法各异而已。药物贴敷法以取材简单、方便实用、价格低廉、副作用较少、适应证广泛而著称，不仅可治疗所敷部位的病变，而且可以通过经络"内属脏腑，外络肢节，沟通表里，贯通上下"的作用，选择针对疾病的经络穴位，治疗全身性疾病。

药物贴敷法确实能治疗咽炎，药物贴敷所用中草药不经消化道吸收，其调治咽炎的疗效独特。通过适当的药物外敷相关部位或穴位，发挥药物自身的治疗作用和对局部或穴位的刺激作用，可调整脏腑功能，调和阴阳气血，收到清热解毒、润喉利咽、消肿止痛、止咳化痰、疏肝解郁、滋阴平肝、宣肺止咳、滋阴降火等多种功效，有助于改善或消除咽炎患者咽部疼痛、干燥、有异物感等诸多症状，促使咽炎顺利康复，防止病情反复。

39 治疗急性咽炎常用的药物贴敷处方有哪些？

咨询：我朋友的孩子前段时间患急性咽炎，是用中药外敷治好的。我女儿这两天咽喉部疼痛，经检查医生说是急性咽炎。也想用药物贴敷治疗，苦于没有药物贴敷处方，我想知道治疗急性咽炎常用的药物贴敷处方有哪些？

解答：适用于治疗急性咽炎的药物贴敷处方有很多，它们各有不同的适用范围，下面介绍一些临床常用者，以供参考。

〈处方一〉

配方：独头大蒜 1 头。

用法：将独头大蒜捣烂如泥，每次取蒜泥如豌豆料大，敷于经渠穴上，外用胶布固定。5~6 小时后去掉，皮肤起水疱，其水疱按常规方法处理，以防贴敷处感染。

适应证：急性咽炎。

〈处方二〉

配方：牛黄解毒片适量。

用法：每次取牛黄解毒片 5 片压碎，研成细末，用 75% 乙醇调成糊状，贴敷于喉结旁，外用胶布固定。通常 1 次贴敷于喉结一侧，12 小时后贴敷于另一侧，5 天 1 个疗程。

适应证：急性咽炎。

〈处方三〉

配方：斑蝥适量。

用法：将斑蝥研为细末，贮瓶中备用。每次取药末少许，置于普通膏药中心，贴于两侧人迎穴，外用胶布固定。约 3~4 小时后即可去掉，局部起水疱，其水疱按常规方法处理，以防贴敷处感染。应当注意的是伴有肾病的患者禁用。

适应证：急性咽炎。

〈处方四〉

配方：吴茱萸 10 克，食醋适量。

用法：将吴茱萸研为细末，用食醋调成糊状，贴敷于双足底之涌泉穴，外用伤湿止痛膏固定。通常每日换药1次，5次为1个疗程。

适应证：急性咽炎。

〈处方五〉

配方：怀牛膝、山豆根、黄柏、牡蛎、绿豆各等份，鸡蛋清、蜂蜜各适量。

用法：将怀牛膝、山豆根、黄柏、牡蛎、绿豆共研为细末，贮瓶中备用。每次取药末适量，用鸡蛋清、蜂蜜调成糊状，贴敷于风池穴，外用纱布覆盖，胶布固定。通常每日换药1次。

适应证：急性咽炎。

〈处方六〉

配方：牛黄解毒片5片，食醋适量。

用法：将牛黄解毒片压碎，研为细末，用食醋调成糊状，贴敷于双足底之涌泉穴，外用伤湿止痛膏固定。通常每日换药1次，5次为1个疗程。

适应证：急性咽炎。

〈处方七〉

配方：六神丸或喉症丸适量。

用法：每次取六神丸或喉症丸5粒，用75%乙醇调成糊状，分别贴敷于天突、大椎、曲池、合谷穴，外用胶布固定。通常每日换药1次。

适应证：急性咽炎。

40 治疗慢性咽炎常用的药物贴敷处方有哪些？

咨询：我患有慢性咽炎，总感觉咽喉部像是有异物似的，实在痛苦。从电视上看到药物贴敷方法简单，能治疗慢性咽炎，我准备试一试，但还不知道药物贴敷的处方。我要问的是<u>治疗慢性咽炎常用的药物贴敷处方有哪些？</u>

解答：的确，药物贴敷方法简单，能治疗慢性咽炎，您患有慢性咽炎，用药物贴敷法调理是可行的。下面选取几则治疗慢性咽炎常用的药物贴敷处方，依次从配方、用法、适应证几方面予以介绍，以供选用。

〈处方一〉

配方：六神丸适量。

用法：每次取六神丸5粒，用水浸湿，置于创可贴上，对准肝俞、脾俞、胃俞、肾俞、太溪、大椎、天突、肺俞、列缺穴，贴紧即可。通常每次选取4~5个穴位，上述穴位交替使用，隔日更换1次穴位，6次为1个疗程。

适应证：慢性咽炎。

〈处方二〉

配方：喉症丸适量。

用法：每次取喉症丸5粒，用水浸湿，置于创可贴上，对准廉泉、大椎、肺俞、列缺、照海、三阴交、足三里穴，贴紧即可。通常每次选取 4~5 个穴位，上述穴位交替使用，隔日更换 1 次穴位，10 次为 1 个疗程。

适应证：慢性咽炎。

处方三

配方：生附子、吴茱萸各 30 克，食醋适量。

用法：将生附子、吴茱萸共研为细末，贮瓶中备用。每次取药末 15 克，用食醋调成糊状，于每晚睡前贴敷于双足底之涌泉穴，外用纱布覆盖，胶布固定。通常每日换药 1 次。

适应证：慢性咽炎。

处方四

配方：紫金锭 30 克。

用法：将紫金锭用食醋调成糊状，分成四份，分别贴敷于天突、廉泉、天容（双侧）穴，外用伤湿止痛膏固定。通常每日换药 1 次，连敷 7 日。

适应证：慢性咽炎。

处方五

配方：紫金锭 30 克，三七 15 克，食醋适量。

用法：将三七研为细末，与紫金锭充分混合，然后用食醋调成糊状，分成三份，敷于颈前喉结上方凹陷处，外用纱布覆盖，胶布固定。通常隔日换药 1 次，5~10 次为 1 个疗程。

适应证：慢性咽炎。

处方六

配方：消炎止痛膏。

用法：选准廉泉穴，取消炎止痛膏 1 张，紧贴该穴，24 小时换贴 1 次，可连贴 3 次，若不愈，间隔 3 天后可重复使用。

适应证：慢性咽炎。

〈处方七〉

配方：肉桂 10 克，食醋适量。

用法：将肉桂研为细末，用食醋调成糊状，贴敷于双足底之涌泉穴，外用伤湿止痛膏固定。通常晚上睡前贴敷，次日晨起去掉，10 次为 1 个疗程。

适应证：慢性咽炎。

41 应用药物贴敷法治疗咽炎应注意什么？

咨询： 我今年 37 岁，患咽炎已有一段时间，中药、西药没少吃，效果都不太好。同事介绍了一个药物贴敷的方子，说治疗咽炎的效果不错，我准备试一试，但又不放心，我要问的是<u>应用药物贴敷法治疗咽炎应注意什么？</u>

解答： 为了保证药物贴敷法治疗咽炎安全有效，避免不良反应发生，在应用药物贴敷法治疗咽炎时，应注意以下几点。

（1）注意局部消毒：敷药局部要注意进行清洁消毒，可用75% 乙醇做局部皮肤擦拭，也可用其他消毒液洗净局部皮肤，然后敷药，以免发生感染。

（2）做到辨证选药：外敷药和内服药一样，也应根据病情的不同辨证选药，抓着疾病的本质用药，方能取得好的治疗效果，切不可不加分析地乱用。药物贴敷法必须在医生的指导下，掌握操作要领和注意事项，根据药物贴敷法的适应证选择患者，严禁有贴敷禁忌证者进行药物贴敷治疗。

（3）正确选穴敷药：在应用穴位敷药时，所取穴位不宜过多，每穴用药量宜小，贴敷面积不宜过大，时间不宜过久。要注意外敷药物的干湿度，过湿容易使药糊外溢，太干又容易脱落，一般以药糊为稠厚状有一定的黏性为度。

（4）重视不良反应：一些刺激性较大或辛辣性的药物对皮肤有一定的刺激作用，可引起局部皮肤红肿、发痒、疼痛、起疱等不良反应；有些患者敷药后还可出现皮肤过敏等现象，还有些患者对胶布或伤湿止痛膏过敏。对这些患者应及时予以对症处理，或改用其他治疗方法。贴敷部位皮肤有破损者及伴有其他严重疾病者，不宜采用贴敷疗法。

（5）注意配合他法：药物贴敷疗法治疗咽炎的作用有限，临床中应注意与药物治疗、饮食调理等其他治疗调养方法配合应用，以发挥综合治疗的优势，提高疗效。

42 治疗咽炎常用的拔罐处方有哪些?

咨询: 我生活在农村,在我们这里自己拔罐调理小伤小病很是普遍。我患有咽炎,这几天总感觉咽喉部疼痛不舒服,想用拔罐的方法调理一下,但不知道具体拔罐的处方,请您介绍一下治疗咽炎常用的拔罐处方有哪些?

解答: 拔罐疗法取材方便,简单易学,无需很多特殊的贵重设备,家庭中随处可得的罐、瓶都可作为拔罐工具进行治疗,而且疗效可靠,使用安全,深受人们的喜欢。

拔罐疗法确实能治疗调养咽炎,不过应注意选穴要准确,拔罐的操作方法要恰当,最好在医生的指导下进行。下面介绍几组治疗咽炎的拔罐处方,以供参考。

〈处方一〉

取穴:大椎、胸骨上 1/3 处。

操作:患者取适当的体位,充分暴露需拔罐处皮肤,局部常规消毒后,先用闪火法在大椎穴处拔火罐,再用闪火法在胸骨上 1/3 处拔火罐。通常每次留罐 10~15 分钟。

适应证:急性咽炎。

〈处方二〉

取穴:大椎。

操作：患者取适当的体位，充分暴露大椎穴处皮肤，局部常规消毒后，先用毫针快速进针 2~3 毫米，不留针，然后取不易传热之物，如橘皮、土豆片等，消毒后置于大椎穴部位，上面放一小酒精棉球，点燃后将火罐扣上即可。通常每次留罐10~15 分钟，每日拔罐 1 次，可连续治疗 5~7 次。

适应证：急、慢性咽炎。

〈处方三〉

取穴：大椎、耳尖。

操作：患者取适当的体位，充分暴露大椎穴处皮肤，局部常规消毒后，用 1.5 寸毫针采用强刺激泻法针刺，取得针感后在针上拔火罐，留罐 10~15 分钟，至皮肤出现紫红色瘀血后起罐拔针，然后用手揉捏耳廓至充血发红，将耳尖进行常规消毒，用三棱针点刺后，挤出数滴血。通常每日或隔日治疗 1 次，6次为 1 个疗程。

适应证：慢性咽炎。

〈处方四〉

取穴：1 组取大椎、肺俞、肝俞，2 组取身柱、风门、心俞。

操作：患者取适当的体位，充分暴露需拔罐处皮肤，局部常规消毒后，先用三棱针在选取的穴位处点刺 3 下，之后用闪火法将大小合适的罐具吸拔于点刺的穴位上，使之微量出血。通常每次留罐 10~15 分钟，然后起罐，擦净血迹，以上两组穴位每次选取 1 组，两组交替使用，隔日治疗 1 次。

适应证：急性咽炎。

〈处方五〉

取穴：足太阳膀胱经的大杼至膀胱俞、督脉的大椎至腰俞。

操作：患者取适当的体位，充分暴露需拔罐处皮肤，局部常规消毒后，在背部涂适量的润滑油，选择大小合适的火罐，用闪火法将罐具吸拔于背部，然后轻轻地沿着膀胱经和督脉的穴位来回推拉火罐，至皮肤出现红色瘀血现象为止，起罐后擦净皮肤上的油迹。通常每次治疗10~20分钟，每周治疗1~2次，5次为1个疗程。

适应证：慢性咽炎。

〈处方六〉

取穴：大椎、肺俞、肝俞、少商、商阳。

操作：患者取适当的体位，充分暴露大椎、肺俞、肝俞穴处皮肤，局部常规消毒后，每穴用三棱针点刺2~3下后，立即在所点刺的穴位用闪火法拔罐，留罐10~15分钟，拔出血液1~5毫升，起罐后擦净皮肤上的血迹。然后对少商、商阳穴进行常规消毒，每穴用三棱针点刺1下，挤出数滴血液，至血液由紫红变为淡红为止。通常隔日治疗1次，6次为1个疗程。

适应证：慢性咽炎。

43 应用拔罐疗法治疗咽炎应注意什么？

咨询：我患有咽炎，最近总感觉咽喉部像是有异物似的不舒服，听说拔罐能治疗咽炎，消除咽炎引起的咽喉部不舒服，女儿买了个拔罐器，准备让我用拔罐的方法调理几天，我想了解一下<u>应用拔罐疗法治疗咽炎应注意什么</u>？

解答：拔罐确实能治疗咽炎，消除咽炎引起的咽喉部不舒服。了解拔罐疗法治疗咽炎应注意什么，对保证拔罐治疗的安全有效，避免拔罐不当引发不良反应是十分必要的，下面简要介绍拔罐疗法的注意事项。

（1）患者要选择舒适、适当的体位，拔罐过程中不能移动体位，以免罐具脱落；要根据不同部位选择不同口径的罐具，注意选择肌肉丰满、富有弹性、没有毛发及局部平整的部位，以防掉罐，拔罐动作要稳、准、快。

（2）要注意拔罐的禁忌证，凡高热抽搐、皮肤过敏、皮肤有溃疡、水肿及大血管相应的部位不宜拔罐，孕妇的腹部和腰骶部也不宜拔罐，常有自发性出血或损伤后出血不止的患者也不宜使用拔罐法。

（3）在拔罐治疗时，应进行严格消毒，防止感染及乙型肝炎等传染病的发生。拔罐时要保持室内温暖，防止受凉感冒；拔罐后应避免受凉和风吹，注意局部保暖。

（4）坐罐时应注意掌握时间的长短，以免起疱；起罐时应以指腹按压罐旁皮肤，待空气进入罐中，即可取下，切忌用力硬拔。如果上次拔罐后局部出现的瘀血尚未消退，则不宜在原处再拔罐。

（5）拔罐后局部皮肤出现发红、发紫属于正常现象，可在局部轻轻按揉片刻，不必特殊处理；如果局部皮肤出现小的破溃，也可不做特殊治疗，但应注意保持局部皮肤的清洁与干燥，防止发生细菌感染。对于较大的皮肤糜烂破溃，应将局部消毒处理后，用消毒的纱布敷盖，松松地包扎，避免感染化脓。

（6）拔罐疗法治疗咽炎的作用有限，临证时应注意与药物治疗、饮食调养等其他治疗调养方法配合应用，以提高疗效。

44 怎样用简易按摩法调治慢性咽炎？

咨询： 我最近总感觉咽喉部干痒不舒服，经检查诊断为慢性咽炎，我不想吃药，担心药物有副作用。听说有一些简单易行的按摩方法能调治慢性咽炎，我想试一试，但还不清楚怎样按摩，请问**怎样用简易按摩法调治慢性咽炎？**

解答： 的确像您听说的那样，有一些简单易行的按摩方法能调治慢性咽炎，下面介绍几个临床常用者，以供参考。

方法一：患者解开衣领，仰头伸颈，操作者以手蘸盐水，提拧推擦患者颈部两侧之胸锁乳突肌，动作要快，反复30~50次，至皮肤呈紫红色为止，应随时以盐水扑打施术部位，以免损伤皮肤。一般隔日治疗1次，通常1次即可减轻症状，可视病情连用3~5次。

方法二：患者取适当的体位，充分暴露需按摩部位皮肤，顺着经脉方向，以大拇指、手掌等轻揉，轻压肾俞、肝俞、腰俞、命门、志室、涌泉穴。通常每次选取2~3个穴位，每日或隔日治疗1次。

方法三：患者取坐位，操作者站其身后，先用双手大拇指偏峰施一指禅推法于双侧风池穴约2分钟，然后改用右手拇指指腹按揉风府穴约2分钟，接着拿双侧肩井穴5~10次。之后患者仍取坐位，操作者站在患者右侧，选用一手食指指腹轻轻地按揉天突穴1分钟，随后用一手拇、食指指腹轻揉喉结周围约2分钟，再用一手拇指指端按双侧曲池、合谷穴，每穴各1分钟。通常每日按摩1次。

方法四：采取自我按摩的方法，先用拇、食、中指揉咽喉两侧20~30次，再用拇、食指捏掀咽喉部皮肤20~30次，使局部发红，咽喉部发热为佳，最后按压翳风、天突、合谷穴各1分钟，结束治疗。通常每日早、晚各治疗1次。

45 如何用体穴自我按摩法调治咽炎？

咨询：我今年39岁，患咽炎已有一段时间，正在服药治疗。从电视上看到在服药治疗的同时，配合体穴自我按摩能明显提高疗效，我准备试一试，但不清楚如何进行操作，请您告诉我<u>如何用体穴自我按摩法调治咽炎？</u>

解答：这里首先告诉您，在服药的同时配合体穴自我按摩治疗咽炎，确实能明显提高疗效。体穴自我按摩法简单易行，适用于各种原因引起的咽炎，通常每日治疗1~2次，连续治疗7~10日为1个疗程。下面是具体操作方法。

（1）患者取坐位，用一手食指指腹勾点天突穴，约1分钟。

（2）患者取坐位，用一手拇、食指轻轻拿揉喉结周围，约2分钟。

（3）患者取坐位，用一手拇、食指轻轻按揉两侧人迎穴，约 1 分钟。

（4）患者取坐位，用大拇指反复点擦大椎穴，约 1 分钟。

（5）用一手拇指指端按揉双侧曲池穴，约 1 分钟。

（6）用一手拇指指端按揉双侧合谷穴，约 1 分钟。

（7）慢性咽炎者，用一手拇指指端按揉双侧足三里穴，约1 分钟。

（8）慢性咽炎者，用一手拇指指端按揉双足底之涌泉穴，约 1 分钟，并以手掌小鱼际擦足心。

（9）咽炎急性发作者，用一手拇指和食指蘸少许香油或水，捏住喉结周围皮肤，将其提拉，反复多次，至局部皮肤成紫红色。

（10）咽喉肿痛伴有颧红、唇赤、头晕、耳鸣、虚烦不眠、腰膝酸软、手足心热等症状者，加揉擦志室穴半分钟，加揉关元穴半分钟，加拿内关穴半分钟，加拿外关穴半分钟，加拿太溪穴半分钟，加拿按昆仑穴半分钟，加掐太冲穴半分钟。

（11）咽喉肿痛伴有胸闷、两胁胀痛、声音嘶哑、喉部微痛等症状者，加揉膻中穴半分钟，摩中脘穴半分钟，擦章门穴半分钟，按合谷穴半分钟，按揉尺泽穴半分钟，拿内关穴半分钟，拿外关穴半分钟。

（12）咽喉肿痛伴有咽干口燥、喉痒、咳嗽、痰稠、精神疲惫者，加按揉尺泽穴半分钟，加掐揉太渊穴半分钟。

46 怎样用耳穴自我按摩法调治咽炎？

咨询： 我今年44岁，最近总感觉咽喉部不舒服，经检查诊断为咽炎。听说不吃药，也不打针，运用耳穴自我按摩法就能调治咽炎，我准备用耳穴自我按摩的方法调理一下，请您讲一讲怎样用耳穴自我按摩法调治咽炎？

解答： 正如您所听说的那样，耳穴自我按摩法简单易行，确实能调治咽炎。耳穴自我按摩法适用于治疗各种原因引起的咽炎，通常每次每穴治疗1分钟，每日治疗1~2次，连续治疗7~10日为1个疗程，下面是具体操作方法。

（1）用拇指指甲点掐耳尖。

（2）屈指搓摩轮1~轮6。

（3）食指按压肾上腺。

（4）食指按压咽喉。

（5）食指按压心。

（6）指甲推肺。

（7）食指按压口。

（8）食指按压胃。

（9）食指捏揉扁桃体。

（10）食指按压下耳根。

47 如何用推拿颈前五线配合点穴治疗慢性咽炎？

咨询： 我患有慢性咽炎，知道推拿能治疗慢性咽炎，听说推拿颈前五线配合点穴治疗慢性咽炎的效果不错，我准备用这种推拿方法调理一下，但具体怎么操作不太清楚，我要问的是<u>如何用推拿颈前五线配合点穴治疗慢性咽炎？</u>

解答： 推拿颈前五线配合点穴治疗慢性咽炎的效果确实不错。颈前五线包括外侧线两条、内侧线两条和中线，外侧线指双侧胸锁乳突肌自上而下两线，内侧线指颈前喉结旁开1.5寸自上而下两线，中线即气管正中线。点穴之穴位则主要取风府、天突、气舍、廉泉、阿是穴。

慢性咽炎是以咽部干痒、有异物感、梗塞不适为突出表现的病证，中医认为咽部与胃、肺、肾、任、督等经脉有密切联系，任督二脉调阴阳，足少阴肾经之脉系舌本，使肾水上达以濡养于喉，足阳明胃经经过喉旁，手阳明大肠经联络肺脏，与喉咙相连。若以上经络不调，气血不和，就会引起咽部不适。颈前内侧线为胃经所过，外侧线为大肠经所过，揉拿内、外侧线可以通达气机而利咽喉；气管正中线为任脉所敷布，推揉此线，可使津液上承，阳气顺畅。风府穴属督脉，廉泉、天突穴属任脉，点揉上述穴位可顺接阴阳；气舍穴属胃经，点揉此穴可调畅咽喉部气机；阿是穴为痰瘀凝结之处，点揉后可以祛瘀散结。用推拿颈前五线配合点穴的方法调治慢性咽炎，具有疏经活络、调理阴阳之作用，能有效改善慢性咽炎患者咽部干痒、异物感、梗塞不适等症状。

治疗时，患者取仰卧位，医者坐于患者头位偏右侧方，用右手拇指与食、中指相对，轻柔着力，由外侧向内侧、自上而下揉拿颈前外侧线及内侧线10~15分钟，然后用一指禅推法自下而上推揉前中线5分钟。在推揉过程中，如患者口中有痰涎涌出让其自行吐出，切勿咽下。推揉完毕，用一指禅推法推左侧气舍穴经天突穴至右侧气舍穴，每穴1分钟；颤点风府、廉泉穴各1分钟。然后在颈前咽喉周围寻找压痛点（阿是穴），对发现的痛点逐一用一指禅推法推揉1~2分钟。通常隔日推拿治疗1次，2周为1个疗程。每个疗程之间不需休息，可治疗3个疗程。

推拿颈前五线配合点穴治疗慢性咽炎选自湖北中医杂志2006年第4期，深圳市中医院朱其广、叶兵用此法治疗慢性咽炎62例，经1~3个疗程治疗，治愈31例，显效14例，有效16例，无效2例，取得了较好的疗效。

48 如何用自我按摩四法和家庭保健按摩法调治咽炎？

咨询： 我最近总感觉咽喉部像是有个东西似的不舒服，经检查诊断为咽炎，听说自我按摩四法和家庭保健按摩法都能调治咽炎，我准备用按摩调理一下，麻烦您介绍一下如何用自我按摩四法和家庭保健按摩法调治咽炎？

解答： 自我按摩四法和家庭保健按摩法简单易行，都能调治咽炎。您患有咽炎，选择这两种方法中的任意一种都可以进行调理，下面是具体练习方法。

（1）自我按摩四法：按摩的作用是疏通经络，活血化瘀，消炎散肿，使"通"则不痛。自我按摩四法包括"一抹"、"二摇"、"三点"、"四擦"，运用此法调治咽炎，方法简单易行，无不良反应，是家庭自我按摩治疗调养咽炎的良法。下面是其具体操作方法。

一抹，即抹喉结 100 次；二摇，即摇喉结 100 次；三点，即点合谷穴 100 次；四擦，即擦涌泉穴 100 次。通常这四种方法配合应用，在不服药的情况下，如此反复按摩，1~2 天就能有效，少数顽固者可加用吹药或含片等，以提高疗效。

（2）家庭保健按摩法：是治疗调养慢性咽炎行之有效的方法，操作时用拇指及食指沿内侧两线（颈前喉结旁开 1.5 寸自上而下两线）自上而下推抹 50 次；用拇指及食指沿外侧两线（双侧胸锁乳突肌）自上而下推抹 50 次；接着用一指禅推法自下而上推揉颈前中线 50 次；用拇指按揉廉泉穴 50 次；用拇指、食指同时按揉两侧人迎穴 50 次；用一指禅按揉天突穴 50 次（此处按揉时需注意指端不可水平向内按压，须与穴位呈 40 度斜向按揉，避免刺激气管，引起反射性咳嗽）；用拇指、食指对合谷穴进行对捏按揉，左右各 50 次。此法通常每日按摩 1 次，2 周为 1 个疗程。

49 如何用中药雾化吸入治疗急性咽炎?

咨询: 我最近这几天总感觉咽喉部疼痛不舒服,经检查诊断为急性咽炎。医生说中药雾化吸入治疗急性咽炎的效果不错,建议进行中药雾化吸入治疗,我想进一步了解一下,我要问的是<u>如何用中药雾化吸入治疗急性咽炎?</u>

解答: 中药雾化吸入治疗急性咽炎,可使药物直达病所,具有较好的疗效,不过需要注意的是,和中医汤剂内服一样,中医雾化也需要辨证用药。在各中医院以及卫生所,绝大多数都自备有用于雾化吸入的中药方剂,下面介绍几种用于治疗急性咽炎的雾化吸入方及其使用方法,以供参考。

〈方法一〉

药物组成:清开灵注射液 10 毫升。

应用方法:取清开灵注射液 10 毫升,兑入注射用水 10 毫升,之后置于超声雾化吸入器中,患者张口对正雾化孔,进行雾化吸入治疗。每次治疗 30 分钟,每日治疗 2 次,连续治疗 3~7 日。

功能主治:清热解毒,利咽消肿止痛。主治急性咽炎。

方法二

药物组成：金银花、麦冬、桔梗、甘草、连翘、菊花、板蓝根各 15 克，冰片 1.5 克。

应用方法：将上药水煎去渣取汁，浓缩至 250 毫升，装瓶备用。治疗时利用雾化吸入器，将制备好的药液 40 毫升放入药杯中，患者端坐，进行雾化吸入治疗。通常每日治疗 1~2 次，每次治疗 15~30 分钟，连续治疗 3~7 天。

功能主治：疏散风热，解毒利咽，生津润肺。主治急性咽炎。

方法三

药物组成：双黄连粉针剂 1 支（600 毫克）、地塞米松注射液 1 支（5 毫克）。

应用方法：取双黄连粉针剂 1 支，加入 0.9% 氯化钠注射液 20 毫升，配制成 30% 的双黄连溶液，另加入地塞米松注射液 5 毫克，置于超声雾化吸入器中，进行雾化吸入治疗。每次治疗 15~30 分钟，每日治疗 1 次，1 周为 1 个疗程。

功能主治：清热解毒，消肿止痛，杀菌消炎。主治急性咽炎。

方法四

药物组成：山豆根、连翘、玄参、桔梗、牛蒡子、射干、白芍、板蓝根各 15 克，甘草 6 克。

应用方法：将上药水煎去渣取汁，浓缩至 250 毫升，装瓶备用。治疗时利用雾化吸入器，将制备好的药液 40 毫升放入药杯中，患者端坐，进行雾化吸入治疗。通常每日治疗 1~2 次，每次治疗 15~30 分钟，连续治疗 3~7 天。

功能主治：清热解毒，利咽止痛。主治急性咽炎。

50 如何用中药雾化吸入法治疗慢性咽炎？

咨询： 我们单位的老冀前些年曾患慢性咽炎，是中药雾化吸入治好的。我近段时间总感觉咽喉部干痒不舒服，经检查诊断为慢性咽炎，也想用中药雾化吸入法调理，苦于不得方法，请问<u>如何用中药雾化吸入法治疗慢性咽炎？</u>

解答： 中药雾化吸入治疗慢性咽炎的效果不错，您患有慢性咽炎，用中药雾化吸入法进行调理是可行的。用于治疗慢性咽炎的中药雾化吸入方法有很多，下面给您介绍几个临床常用者，您不妨在当地医生的指导下建议有选择地试用一下。

方法一

药物组成：枇杷叶、玄参、麦冬各 30 克。

应用方法：将上药水煎去渣取汁，浓缩至 100 毫升，装瓶备用。治疗时利用雾化吸入器，将制备好的药液 20 毫升放入药杯中，患者端坐，进行雾化吸入。通常每日治疗 1 次，每次治疗 15~30 分钟，1 周为 1 个疗程。

功能主治：滋阴清热，化痰利咽。主治慢性咽炎。

方法二

药物组成：金银花、麦冬、桔梗、甘草、生地、乌梅、胖大海、枳壳各 15 克，冰片 1.5 克。

应用方法：将上药水煎去渣取汁，浓缩至 250 毫升，装瓶备用。治疗时利用雾化吸入器，将制备好的药液 40 毫升放入药杯中，患者端坐，进行雾化吸入。通常每日治疗 1~2 次，每次治疗 15~30 分钟，连续治疗 7~14 天。

功能主治：解毒利咽，滋养肺肾，生津润肺。主治慢性咽炎。

方法三

药物组成：玄参 20 克，大青叶、金银花各 15 克，牛蒡子 10 克，薄荷 9 克，桔梗、甘草各 6 克。

应用方法：将上药水煎去渣取汁，浓缩至 250 毫升，装瓶备用。治疗时利用雾化吸入器，将制备好的药液 40 毫升放入药杯中，患者端坐，进行雾化吸入。通常每日治疗 1~2 次，每次治疗 15~30 分钟，连续治疗 7~14 天。

功能主治：清热解毒，养阴润肺，化痰利咽。主治慢性咽炎。

方法四

药物组成：半夏、黄柏、蒲公英、生石膏、板蓝根、射干、甘草、乌梅各 30 克，薄荷（后下）、硼砂各 20 克，细辛 10 克。

应用方法：将上药加水 800 毫升，水煎两次，将两次药液混合，浓缩至 300 毫升，装瓶备用。治疗时利用雾化吸入器，将制备好的药液 25 毫升放入药杯中，患者端坐，进行雾化吸入。通常每日治疗 1 次，每次治疗 15~30 分钟，7 日为 1 个疗程。

功能主治：清热解毒，化痰利咽。主治慢性咽炎。

第三章
自我调养咽炎

俗话说，疾病三分治疗，七分调养。这足以说明自我调养在疾病治疗中的重要性。如何选择适合自己的调养手段，是广大咽炎患者十分关心的问题。本章详细解答了咽炎患者自我调养过程中经常遇到的问题，以便在正确治疗的同时，恰当选择调养手段，只有这样做，才能消除咽炎引起的诸多身体不适，保证身体健康。

01 咽炎患者为什么要重视饮食调养？

咨询： 我近段时间总感觉咽喉部疼痛不舒服，经检查诊断为咽炎，正在服药治疗。医生特别交代我在服药治疗的同时一定要重视饮食调养，不吃辣椒、大葱、生姜等辛辣食物，请您讲一讲<u>咽炎患者为什么要重视饮食调养？</u>

解答： 这里首先告诉您，合理的饮食对咽炎患者十分重要，咽炎患者一定要重视饮食调养。饮食调养又称"饮食疗法""食物疗法"，简称"食疗"，它是通过改善饮食习惯，调整饮食结构，采用具有治疗作用的某些食物（疗效食品）或适当配合中药（即药膳），来达到治疗疾病、促进健康、增强体质目的的一种防病治病方法。

人们常说"民以食为天"，粮油米面，瓜果蔬菜，盐酱醋茶，我们每天都要与之打交道。饮食在人类生活中占有非常重要的地位，食物是人体生命活动的物质基础，可改善人体各器官的功能，维持正常的生理平衡，调整有病的机体。我国自古以来就有"药食同源"之说，中医学十分重视饮食调养，早在《黄帝内经》中就有"五谷为养，五果为助，五畜为益，五菜为充"的记载，提出合理的配膳内容有利人体的健康。唐代伟大的医学家孙思邈曾说："凡欲治疗，先以食疗，既食疗不愈，后乃用药尔。"清代医家王孟英也说："以食物作药物，性最平和，味不恶劣，易办易服。"希腊著名医生希波克拉底也曾强调指出："营养适宜，治疗彻底""食物、药物应互为替补"。这些都说明了饮食调养对人体的健康、疾病的治疗具有特别重要的作用。食疗可以排内邪，安脏腑，清神志，资血气。了解食物的基本营养成分和性味作用，用食平疴，怡情遣病，是自我调养中最高明的"医道"。

不良的饮食习惯，嗜食辛辣、滋腻、助湿生热以及其他刺激性较强的食物，是引发急、慢性咽炎的重要原因之一，遵循饮食宜忌而调理之，是治疗调养咽炎，增强机体抗病能力，恢复机体正常的生理功能，改善或消除咽炎患者咽喉部疼痛、干痒、吞咽不利、有异物感等诸多症状，促使咽炎患者顺利康复的重要措施。所以咽炎患者必须重视饮食调养，注意选用饮食、药膳进行调治。

在应用饮食、药膳调治咽炎时，应以中医学理论为指导，根据咽炎患者的病情和饮食习惯，结合食物不同的营养作用、性味功效，制定适宜的食疗和药膳食谱，做到饮食有节，合理搭配，对症进食，同时要防止饥饱失常和偏食。需要说明的是，饮食、药膳虽然是调养咽炎的重要方法，但它不能代替药物，不能过分强调饮食调养的作用而忽视药物治疗。

02 咽炎患者的饮食调养原则是什么？

咨询: 我患有咽炎，正在服用清喉利咽口服液治疗，我明白饮食调养对咽炎患者十分重要，也很想注意饮食调养，就是不知道具体怎么做。听说咽炎患者的饮食调养是有一定原则的，我要问的是**咽炎患者的饮食调养原则是什么?**

解答: 的确，饮食调养对咽炎患者十分重要，咽炎患者的饮食调养是有一定原则的。现将咽炎患者的饮食调养原则简单介绍如下。

（1）根据中医辨证对症进食：食物有寒热温凉之性和辛甘酸苦咸五味，其性能和作用是各不相同的，因此咽炎患者在进行饮食调养时，必须以中医学理论为指导，根据不同的病情特点，在辨证的基础上立法、配方、制膳，以满足所需的食疗、食补及营养的不同要求，做到合理搭配，对症进食，切勿盲目乱用。

（2）做到饮食有度，防止偏食：美味佳肴固然于身体有益，但不一定等于无害。饮食虽然可以调养疾病，但若食之过量，甚至偏食，会导致阴阳失调、脏腑功能紊乱，而诱发新的病症。因此，饮食要有节制，不能一见所喜，就啖饮无度。早、中、晚三餐是人类在长期的历史进程中自然形成的一种最适宜人体需要的饮食规律，过量或不足的饮食对身体都是不利的，也不利于咽炎患者的治疗和康复。一般来说，饮食的基本原则应是早吃好、午吃饱、晚吃少，每餐进食以微饱即可。食疗也要讲究疗程，不宜长时间单纯食用某一种或某一类食物，要防止食疗过程中的偏食。

（3）重视咽炎对饮食的要求：作为咽部黏膜的一种炎症性病变，咽炎对于饮食的要求应该是清淡而富于营养、容易消化。咽部作为饮食物摄入过程中首先要经过的要冲之地，由于该部位黏膜的炎症反应，对于饮食物的要求提出了更为苛刻的条件，主要体现在饮食物的温度、刺激性、流动性、通过时的舒适性感觉程度及食后残留物的黏着性等方面，应该根据这些要求配制适合咽炎病情的饮食物，以利于病变的有效控制和康复。在咽炎的发病过程中，饮食切记要避免过热、粗糙、坚硬及刺激性食物的摄入，以免加剧局部黏膜的损伤，同时还应注意戒除吸烟、饮酒，尽量避免辛辣、滋腻以及助湿生热之食物。

（4）注意配合其他治疗方法：饮食调养既不同于单纯的食物，也不同于治病的药物，故在应用过程中需要根据病情全面考虑。一般来讲，食疗的作用较弱，只能作为一种辅助调治手段，应注意与药物治疗、起居调摄、情志调节等其他治疗调养方法配合应用，以发挥综合治疗的效能，提高临床疗效。

03 咽炎患者如何判断自己的体质？

咨询： 我患有咽炎，知道自我调养的重要性，也清楚不同的体质类型调养的侧重点各不一样。听说中医学将人的体质分为9种类型，可以根据这些体质类型有针对性地进行自我调养。我想了解一下**咽炎患者如何判断自己的体质？**

解答： 人在体质上确实存在着个体差异，中医学通常将人的体质分为平和质、气虚质、阳虚质、阴虚质、痰湿质、湿热质、瘀血质、气郁质以及特禀质9种类型。了解人的体质特点，是正确进行自我调养的前提和基础，也是辨证用膳、正确选择食疗方法的重要一环，咽炎患者可根据以下描述判断自己的体质类型。

（1）平和质：先天禀赋良好，后天调养得当。体型匀称，面色红润，精力充沛，性格随和开朗，饮食、睡眠及大小便正常，平素患病较少，对外界环境适应能力较强。

（2）气虚质：先天本弱，后天失养，或病后气亏。肌肉不健壮，说话没劲，经常出虚汗，疲乏无力，性格内向，易患感冒，头晕心悸，面色萎黄，食欲不振，不耐寒热，比较胆小，做事不爱冒险。

（3）阳虚质：先天不足，或病后阳亏。多形体白胖，平素怕冷，四肢不温，喜热饮食，不敢吃冷东西，精神不振，睡眠偏多，腰酸腿软，性格多沉静、内向，耐夏不耐冬。

（4）阴虚质：先天不足，或久病失血、纵欲耗精、积劳伤阴。体型瘦长，怕热，经常感到手脚心发热，大便干燥，小便短赤，两目干涩，皮肤偏干，睡眠差，平素易口干舌燥，性情急躁，耐冬不耐夏。

（5）痰湿质：先天遗传或后天过食肥甘。体型肥胖，面部皮肤油脂较多，眼睑浮肿，容易出汗，容易困倦，胸闷，痰多，性格稳重、恭谦、豁达，易中风，对梅雨季节及潮湿环境适应能力差。

（6）湿热质：先天遗传或久居湿地，或长期饮酒，湿热内蕴。形体多偏胖，平素面垢油光，易生痤疮、粉刺、疮疖等，易口苦、口干、口臭，大便不爽，小便发黄，男性阴囊潮湿，女性带下增多，性格多急躁易怒，对夏末秋初、湿热交蒸气候较难适应。

（7）瘀血质：先天遗传，或后天损伤，忧郁气滞，久病入络，瘦人居多。易出现瘀斑、身体疼痛，女性多痛经、闭经等，容易烦躁，记忆力不好，容易健忘，易中风，不耐受风邪、寒邪。

（8）气郁质：先天遗传，或因精神刺激，暴受惊恐，所欲不遂，忧郁思虑等。多形体偏瘦，性格内向、不稳定，经常闷闷不乐，多愁善感，忧郁脆弱，敏感多疑，食欲不振，容易心慌，易患郁症，不喜欢阴雨天气。

（9）特禀质：基本等同于过敏体质，因先天因素、遗传因素、环境因素、药物因素等形成，形体无特殊，对外界适应能力差。

04 咽炎患者的饮食如何因人、因时、因地而异？

咨询： 我今年38岁，是中学教师，患咽炎已有一段时间，我知道咽炎患者必须重视饮食调养，也明白咽炎患者的饮食要因人、因时、因地而异，但还不太清楚怎么做，请您告诉我**咽炎患者的饮食如何因人、因时、因地而异？**

解答： 咽炎患者由于性别、年龄、体质不同，患病的季节、所处的地理环境各异，加之病情不同、饮食习惯和嗜好也不一样，所以不同咽炎患者的饮食应因人、因时、因地而异，原则上是根据咽炎患者的具体情况，选择适宜的食物。

人的体质有阴、阳、强、弱的不同，如阴虚的人形体偏瘦，舌质偏红且瘦而干，易于"上火"，情绪易激动，饮食应当以清淡为宜，忌食辛辣火燥之品；而阳虚的人则相对较丰腴，肌肉松弛，舌体胖大而质淡，饮食应偏重甘而温，而不宜寒凉。另外，由于年龄不同，生理状况的差异，故而食疗也有区别。老年人组织器官与生理功能逐渐衰退，应注意补益，但不可太过，否则会适得其反。饮食应当清淡可口，荤素搭配，以素为主，同时烹调要细、软、烂、熟，宜少食多餐。青壮年由于劳动强度相对较大，能量消耗多，应保证食物营养充足、合理多样、富含蛋白质和维生素，忌偏食、挑食。

因时而异是适应四季气候的变化，选择相宜食物，但并不排斥其他一般性常用食品。一年中有春夏秋冬四季，节气时令、温度、湿度等是有差别的，咽炎患者在不同季节吃什么、怎样吃也应随时令而有区别。如春夏季节应注意饮食有利于阳气保养，而秋冬季节饮食要有利于阴气维护才有利于养生。春天宜多食小白菜、油菜、胡萝卜、芹菜、菠菜等；夏季以甘寒清凉为宜，适当添加清淡、祛暑的食物，如黄瓜、苦瓜、绿豆、赤小豆、薏苡仁、丝瓜等；秋季食物可适当多吃荸荠、百合、甘蔗等；冬季食品则宜多吃红枣、核桃仁、羊肉等。

我国地域辽阔，地理环境多样，尤其风俗各异，饮食习惯也相差很大，因地而异有利于疾病的治疗和身体的康复。如西北地区多高原，气温低且干燥，故食物宜偏湿润，而南方地区气温偏高、多雨、潮湿，所以食物宜偏辛燥。当然有些地区还有特别的饮食习惯，如四川人爱食麻辣，上海、苏州、无锡人爱食甜食，山东人爱吃大葱等，地区性嗜好应当注意，但不能与治病养生的食疗混为一谈。

05 咽炎患者宜常吃的食物有哪些？

咨询：我最近总感觉咽喉部像是有东西似的不舒服，经检查诊断为咽炎，我知道咽炎患者应注意饮食调养，也清楚有些食物适当多吃对疾病的治疗有利，有些食物应尽量少吃。我要问的是咽炎患者宜常吃的食物有哪些？

解答： 的确，有些食物适当多吃对咽炎的治疗有利，而有些食物则不利于咽炎的治疗康复，应尽量少吃。下面选取几种日常生活中咽炎患者宜常吃的食物，逐一简要介绍。

（1）黄瓜：又称菜瓜、胡瓜、青瓜，是葫芦科草本植物黄瓜的果实。其味甘，性凉，具有清热解毒、下气通便利水、减肥美容之功效，生吃可解渴除烦，熟吃有利水作用，是人们常吃的蔬菜之一。

现代研究表明，黄瓜含有蛋白质、脂肪、钙、磷、铁、B族维生素、丙醇二酸、维生素C、维生素E、烟酸等成分，其营养价值颇高。黄瓜含有的纤维素对于促进胃肠道蠕动和降低胆固醇、降低血压有一定的作用；维生素E有抗衰老的作用；丙醇二酸能抑制糖转化为脂肪；维生素C、烟酸等物质参与体内糖代谢以及氧化还原过程，促使细胞间质的生成，能降低毛细血管的脆性。另外黄瓜还能抑制胆固醇的合成，具有降血脂、抗血栓形成的功效。黄瓜不仅是人们常吃的优质蔬菜，也是高血压、冠心病、肥胖症、失眠、便秘、咽喉肿痛、痔疮、肛裂等疾病的食疗佳品。黄瓜有较好的清热解毒作用，能改善或消除咽部干痛等症状，急、慢性咽炎患者宜经常食之。

（2）菠菜：又称菠斯菜、赤根菜、鹦鹉菜、菠棱菜，为藜科植物菠菜的带根全株。《本草求真》中说："菠菜质滑而利，凡人久病大便不通，及痔漏关塞之人，咸宜用之。"《随息居饮食谱》中也说："菠菜，开肠膈，通肠胃，润燥活血，大便涩滞及患痔人宜食之。"中医认为菠菜味甘，性凉，具有滋阴润燥、养血生血、活血化瘀、调中下气、开胸润肠等功效，适合于衄血便血、头晕头痛、目赤烦躁、咽喉肿痛、高血压、中风、贫血、肺结核、痔疮、肛裂、便秘等患者食用。

现代研究表明，菠菜含有蛋白质、脂肪、糖类、粗纤维、胡萝卜素、维生素 A、维生素 B_1、维生素 B_2、维生素 C、维生素 E 以及钙、磷、铁等成分。菠菜不仅营养丰富，还有较好的滋阴润燥、活血化瘀作用，能减轻或缓解咽部干痛不适、有异物感等症状，是急、慢性咽炎患者不可多得的食疗蔬菜。

（3）绿豆：又名青小豆、植豆、文豆等，是豆科植物绿豆的种子。其味甘，性凉，具有清热解毒、止渴祛暑、利水消肿、降压明目等功效，是夏季常用的消暑佳品，也是高血压、高脂血症、内热失眠、咽喉肿痛以及胃肠积热之便秘、痔疮等患者的保健食品。

绿豆的营养价值很高，据测定，每 100 克绿豆中含蛋白质 23 克，脂肪 0.8 克，糖类 60 克，钙 80 毫克，磷 360 毫克，铁 70 毫克，此外还含有胡萝卜素、多种维生素等。咽炎患者，尤其是中医辨证属实热证之患者，时常出现咽部肿痛不适、心烦急躁等症状，呈现火热内扰的证候，绿豆作为清热除烦之佳品，常食之能有效缓解上述症状，有助于咽炎的治疗和康复。

绿豆的吃法有多种，除制成豆沙、糕点，做绿豆粥、饭外，生成绿豆芽炒食，味道更鲜美，营养也更丰富。

（4）西瓜：又名水瓜、寒瓜，是葫芦科植物西瓜的果实，因来自西方而得名。西瓜味甘，性凉，具有清热解暑、除烦止渴、祛湿热、利小便等功效，中医称之为"天生白虎汤"，不仅是夏季的消暑佳品，对暑热烦渴、热盛伤津、小便不利、便秘、口疮、咽喉肿痛、黄疸、痔疮、肛裂等也有一定治疗保健作用。

西瓜含有蛋白质、糖类、维生素、微量元素等营养成分，除不含脂肪外，它的汁液几乎包括了人体所需的各种营养成分。西瓜所含的糖类有葡萄糖、果糖、蔗糖；所含的氨基酸类有谷氨酸、精氨酸、蛋氨酸、瓜氨酸、苯丙氨酸等；所含的维生素类有维生素 A、维生素 C、B 族维生素等。急、慢性咽炎患者，尤其是以咽干口渴、疼痛不适、有异物感为突出表现的咽炎患者，适当食用西瓜能有效改善这些症状，所以咽炎患者宜适当食用西瓜。由于西瓜其性寒凉，既伤阳助寒，又含水分过多，所以阳虚患者不宜用。

（5）香蕉：是芭蕉科植物甘蕉的果实，其营养丰富，香味清幽，肉质软糯，吃起来香甜可口，是人们喜爱的佳果。中医认为香蕉味甘，性寒，具有养阴润燥、清热解毒、润肠通便、健脑益智、通血脉、填精髓、降血压等功效，是热病烦渴、咽喉肿痛、便秘、痔疮、冠心病、高血压、脑动脉硬化、失眠等患者的疗效食品。

现代研究表明，香蕉除含有丰富的糖类、淀粉、蛋白质、果胶外，还含有维生素 A、维生素 C、维生素 E 以及钾、钙、铁等物质，其营养价值颇高。香蕉中含有血管紧张素转化酶抑制物质，能抑制血压升高；香蕉含钠量极低，含钾量却很高，可拮抗钠离子过多造成的血压升高和血管损伤，有助于保护心肌细胞和改善血管功能。香蕉有较好的养阴润燥、清热解毒等作用，能减轻或缓解咽部肿痛不适、干痒、有异物感等自觉症状，是防治急、慢性咽炎的食疗佳品，咽炎患者宜常吃、多吃。

香蕉除了当水果吃外，还有多种吃法，如切片油炸当菜，也可烧汤或腌、煮、煎、熏等。应当注意的是香蕉性寒，凡脾胃虚寒、腹泻者应少吃，胃酸过多者忌食之。

（6）茼蒿：又名蓬蒿菜、蒿子秆、蒿菜、菊花菜，是菊科植物茼蒿的茎叶，全国各地均有种植。茼蒿味甘、辛，性平，具有和脾胃、消痰饮、安心气、利二便之功效，适宜于脾胃虚弱、脘腹胀满、消化不良、小便不利、大便秘结、咽喉肿痛不适、痔疮、肛裂、咳嗽痰多、失眠心悸、头晕头沉等患者食用，是人们常吃的蔬菜之一，也是急、慢性咽炎患者的食疗佳品。

茼蒿的营养成分非常丰富，除含有丰富的氨基酸、胡萝卜素及铁、磷、钙外，还含有挥发油、胆碱等物质。现代研究表明，茼蒿中的挥发油、胆碱等具有降压补脑作用，茼蒿中的粗纤维较多，能助消化，促进胃肠蠕动，通利大便，降低胆固醇。常吃茼蒿对高血压、神经衰弱、便秘、高脂血症、痔疮、肛裂等多种疾病有辅助治疗作用。茼蒿有较好的消痰饮作用，能减轻或消除咽炎患者咽部不适、咳嗽痰多等症状。

茼蒿用作食疗有多种吃法，将鲜茼蒿洗净，捣烂取汁，用温开水冲饮；将鲜茼蒿水煎取汁，每日分早、晚2次饮用；将茼蒿焯一下，拌上盐、味精、香油食用；也可将茼蒿切碎，拌入肉馅做水饺、馄饨；还可将茼蒿与豆腐或肉类等共炒食用。

（7）蘑菇：又名口菇、白菇，属担子菌科，是世界上人工栽培最广泛、产量最多、消费量最大的食用菌。蘑菇味甘，性平，具有补益脾胃、化痰开胃、润燥透疹等功效，是人们常食之副食之一，尤其适宜于食欲不振、体虚乏力、贫血、慢性肝炎、慢性支气管炎、高脂血症、糖尿病、高血压、急慢性咽炎、前列腺炎、痔疮、便秘等患者食用。

蘑菇含有蛋白质、脂肪、糖类、粗纤维、钙、磷、铁、锌以及维生素A、维生素B_1、维生素B_2、维生素B_6、维生素C、维生素E、维生素K等成分，具有降脂减肥、降压降糖以及抗癌、增强免疫功能等多种作用。蘑菇含有丰富的蛋白质，其可消化率达70%~90%，享有"植物肉"之称；蘑菇所含的多糖类物质具有抗癌作用。蘑菇含有人体生长发育过程所必需的氨基酸，其营养丰富，味道鲜美，能增进食欲，益胃气，是体弱多病者不可多得的营养佳品。咽炎患者，尤其是痰气郁结之咽炎患者，适当多吃蘑菇能有效改善咽部梗塞不适、有异物感等症状。应当注意的是，蘑菇虽好，也不可过量食用，脾胃虚寒者更不宜多食。

（8）番茄：又名西红柿、洋柿子、番李子，是茄科植物的新鲜成熟果实，我国各地均有种植。其味甘、酸，性微寒，具有生津止渴、凉血平肝、健胃消食、润肠通便、清热解毒、补肾利尿等功效。番茄是日常生活中常食之蔬菜，尤其适合于热病伤津口渴、食欲不振、暑热内盛、咽喉肿痛、胃肠积热以及肝胆热盛者食用，急、慢性咽炎患者宜常食之。

番茄含有蛋白质、脂肪、糖类、维生素 B_1、维生素 B_2、维生素 C、维生素 P、纤维素及钙、磷、铁、锌等成分，其营养丰富，是果、蔬、药兼备的食物。番茄含有大量的维生素 C，不仅能防治坏血病，预防感冒，促进伤口愈合，还有抗氧化作用，对降低胆固醇，防治动脉硬化有肯定的疗效。番茄中的番茄素有助消化和利尿作用。可改善食欲。番茄含有较多的纤维素，可促进肠蠕动，有助于正常排便。番茄中的黄酮类物质有显著的降压、止血、利尿作用。番茄中无机盐含量也非常高，属高钾低钠食品，有利于降压、改善血管功能和保护心肌细胞。番茄中 B 族维生素含量非常高，其中包括具有保护心脏和血管、防治高血压的重要物质芦丁。常吃番茄对脑动脉硬化、高血压、脑血栓、冠心病、神经衰弱、咽喉肿痛、便秘、痔疮、肛裂等多种疾病有辅助治疗作用。对于咽炎患者来说，食用番茄好似一剂良药，能改善或消除咽部疼痛不适、有异物感、干痒、咳嗽等症状，所以咽炎患者宜常吃番茄。

番茄的吃法有多种，既可当水果生食，也可当蔬菜炒煮、烧汤佐餐等，还可加工成番茄汁或番茄酱长期保存供食用。

（9）苦瓜：也称癞瓜、凉瓜，为葫芦藤本植物的果实，以其味苦、性寒而得名。《本草纲目》中记载苦瓜"除邪热、解劳乏，清心明目"。苦瓜是人们常吃的清凉蔬菜，因其具有清热明目、解毒之功，所以很适合热病烦渴、中暑、痢疾、目赤疼痛、咽喉肿痛以及疮疡、丹毒、恶疮等患者食用，也是急、慢性咽炎、中暑、便秘、痔疮等患者的疗效食品。

苦瓜，其味苦中带甘，嫩而清香，食后令人回味无穷，胃口顿开。古往今来，国人盛誉它为"君子菜"。常言道"良药苦口利于病"，苦瓜正是一味地地道道的良药佳菜。苦瓜含有苦瓜苷、多种氨基酸、半乳糖醛酸、钙、磷、铁、多种维生素、果胶等成分，是瓜类含维生素 E 及维生素 C 最多的瓜种，其营养丰富。苦瓜能清热解毒、利咽，对改善或消除急、慢性咽炎患者咽部疼痛不适、吞咽不利等症状大有帮助。应当注意的是，苦瓜虽好也不宜多吃，脾胃虚寒者不宜用。

苦瓜的吃法很多且方便，可凉拌生食，也可煎、炒、煸、烧，荤素均宜。"拌苦瓜"可先用开水焯一下，再切成细丝，然后用酱油、麻油、糖、葱、醋一起凉拌；干煸苦瓜可将苦瓜切成片，配以辣酱、豆豉等干煸而成，味苦而辣，醇香可口，是下饭的佳肴；用苦瓜炒辣椒更是解暑除烦的名菜。

（10）茄子：又名昆仑瓜、落苏，是茄科植物茄的果实，按形状不同可分为圆茄、灯泡茄和线茄 3 种类型。其味甘，性寒，具有祛风通络、清热解毒、活血散瘀、消肿止痛、宽肠利气、通导大便之功效。适宜于高脂血症、高血压、冠心病、脑动脉硬化、脑卒中、前列腺炎、前列腺增生、腹胀便秘、咽喉肿痛、痔疮、肛裂、慢性肝炎、慢性支气管炎、类风湿性关节炎以及年老体虚、久病体虚等患者食用。

茄子中含有蛋白质、脂肪、糖类、多种维生素及钙、磷、铁等，营养丰富，是人们常吃的一种物美价廉的蔬菜。茄子的最大特点是含有大量的维生素P，其含量远远高于一般蔬菜和水果，它具有降低血压，增强血管弹性，降低毛细血管脆性，防止血管破裂出血，提高血管修复能力，以及降低血液中胆固醇浓度、抗衰老等作用。茄子中维生素E的含量也较高，对防止动脉粥样硬化、延缓人体细胞衰老、改善脑细胞功能也有好处。茄子能清热解毒，活血散瘀，消肿止痛，对治疗急、慢性咽炎十分有益。

茄子的烹调方法很多，除作蔬菜外，也可制成茄子干、茄子酱或腌渍茄块等。由于茄子中含有一种带涩味的生物碱，所以茄子应炒熟食用而不宜生吃。茄子其性偏寒，体质虚寒之人也不宜多吃。

（11）冬瓜：又称白瓜、枕瓜，为葫芦科一年生草本植物冬瓜的果实。我国古代对冬瓜极为推崇，认为它能减肥强身、护肤美容，称"欲得体瘦轻健者，则可常食之"。《神农本草经》记载冬瓜："味甘、微寒，主治小腹水胀，利小便，止渴。"冬瓜味甘、淡，性微寒，具有清热毒、利小便、止渴除烦、祛湿解暑等功效，乃药食兼用之品，不仅是人们常食之蔬菜，对水肿、胀满、脚气、小便不利、暑热、消渴、咽喉肿痛、痈疮、痔疮等病证也有一定的治疗保健效果。

现代研究表明，冬瓜含有蛋白质、糖类、纤维素、钙、磷、铁、钾及维生素B_1、维生素B_2、维生素C等，是低能量、低脂肪、含糖量极低的高钾食品。常食冬瓜对前列腺炎、咽喉肿痛、痔疮、便秘、前列腺增生、急性或慢性咽炎、泌尿系结石、慢性肾炎等多种疾病具有调养作用。

冬瓜的食用方法很多，可以炖、炒，也可做馅与配菜，特别是冬瓜与肉类混合同食，荤素搭配，不仅色鲜味美，其营养价值更高。

（12）土豆：又称洋芋、马铃薯、山药蛋，为茄科植物马铃薯的块茎。土豆原产于南美洲，它既可代替粮食作主食，又可当菜吃，是日常餐桌上不可缺少的食物。土豆味甘，性平，具有健脾益胃、益气和中、消炎解毒等功效。很适合消化不良、食欲不振、神疲乏力、习惯性便秘、筋骨损伤、关节疼痛、高脂血症、高血压、咽喉肿痛、前列腺炎、痔疮、肛裂、慢性胃炎、慢性支气管炎等患者食用。

现代研究表明，土豆含有多种维生素及大量的优质纤维素，还含有蛋白质、脂肪、优质淀粉以及微量元素等。土豆所含的蛋白质是完全蛋白，赖氨酸含量较高，糖类以淀粉的形式存在，易为人体消化吸收。土豆含有丰富的钾盐，每 100 克土豆约含钾 500 毫克，属高钾食品，能增加血管弹性，具有防治高血压和保持心肌健康的作用。土豆有较好的消炎解毒作用，对调治急、慢性咽炎大有好处。土豆中所含的维生素 C 等不仅对脑细胞具有保健作用，而且还能降低血中胆固醇，使血管富有弹性。

土豆有多种吃法，既可煎、炒、炸，又可烧、煮、扒，可烹调出十几种美味菜肴，还可"强化"和"膨化"，患者可根据自己的口味和喜好烹调食用。由于土豆含有对机体有害的龙葵碱，这种有毒物质多集中于土豆皮和芽胚里，机体摄入较多时会引起恶心、腹泻等中毒反应，因此，食用时一定要去皮，特别是要削净已变绿的皮，并挖去芽胚，以防中毒。

（13）小白菜：是十字花科植物青菜幼苗的全株，其味道鲜美，营养丰富，是一种不可缺少的大众菜。小白菜味甘，性平，具有养胃利水、清热除烦、解渴利尿、通利肠胃等功效，不仅是健康人经常食用的一种优质蔬菜，也是肺热咳嗽、便秘、咽喉肿痛、心烦失眠、急性或慢性肝炎、慢性胃炎、消化性溃疡、丹毒等患者的食疗佳品。

现代研究表明，小白菜含有蛋白质、脂肪、糖类、维生素 C、维生素 B_2 及铁、磷、钙等成分，其营养价值颇高。急、慢性咽炎患者食用小白菜，不仅能给机体提供能量和各种营养素，还可清热除烦、解渴，减轻或缓解咽部疼痛不适、干渴等症状，所以宜适当多吃。

小白菜的吃法很多，可以炖、炒、熘、拌及做馅与配菜，特别是小白菜含较多的维生素，与肉类混合同食，荤素搭配，不仅色鲜味美，其营养价值更高。

（14）猕猴桃：又名藤梨、羊桃、毛梨、刺梨、狐狸桃，是猕猴桃科植物猕猴桃的果实。名医李时珍称："其形如梨，其色如桃，而猕猴喜食，故有诸名。"猕猴桃味甘、酸，性寒，具有解热止渴、通淋下石、滋补强身、利尿通便等功效，是人们喜食的鲜果之一，也是近年来人们推崇的营养保健佳品，尤其适宜于消化不良、黄疸、咽喉肿痛、便秘、痔疮、肛裂、淋证、糖尿病、烦热口渴等病证患者食用。

猕猴桃果实肉肥汁多，清香鲜美，甜酸宜人，且营养丰富，具有较高的保健价值，有"水果之王""中华圣果"之美誉。猕猴桃除含有较丰富的蛋白质、脂肪、糖类和钙、磷、铁外，最引人注目的是它的维生素 C 含量。据测定，每 100 克猕猴桃果肉中含维生素 C 100~200 毫克，在水果中是数一数二的。猕猴桃含有人体必需的多种氨基酸和蛋白酶等，实验研究表明，其鲜果及其果汁制品可防止致癌物亚硝胺在人体内生成，并能降低血中胆固醇及三酰甘油水平。猕猴桃含有较多的粗纤维，有较强的增强胃肠蠕动和促进排便作用。常食猕猴桃对高血压、冠心病、高脂血症、癌症、咽喉肿痛、便秘、痔疮、肛裂等多种疾病具有预防和辅助治疗作用，急、慢性咽炎患者可适当多吃猕猴桃。

猕猴桃的吃法有多种，除鲜食外，还可加工成果汁、果酱、果酒、果脯等食用。应当注意的是，猕猴桃其性寒伤阳，寒湿内盛之慢性肠炎患者应慎用。

06 什么是"发物"？哪些食物咽炎患者不宜多吃？

咨询： 我患有咽炎，知道咽炎患者不能吃发物，有些食物适合咽炎患者食用，有些食物则应尽量避开不吃，至于什么是发物，怎样避开不适宜自己的食物，就不太清楚了。请问<u>什么是"发物"？哪些食物咽炎患者不宜多吃？</u>

解答： 所谓"发物"，是指特别容易诱发某些疾病（尤其是旧病宿疾）或加重已发疾病的食物，也是人们对一些能引发或加重疾病病情的食物的俗称。"发物"禁忌在饮食养生和饮食治疗中都具有重要意义，"发物"主要包括牛肉、羊肉、公鸡、虾、螃蟹等肉类食品，以及蔬菜中的韭菜、香菜、茴香、大葱、生姜等发散之物。"发物"也是食物，只是对某些特殊体质以及与其相关的某些疾病才会诱使发病。如咽炎患者不可多食生姜、大葱、辣椒、羊肉等，就是对咽炎的"忌口"要求。

中医认为动物性食品和植物性食品均有其"寒、热、温、凉"四性和"酸、苦、甘、辛、咸"五味。辛味具有发散、行气、和血的作用，但多食则气散；甘味具有和缓、补养作用，能养阴和中，但多食则壅塞、滞气；酸味具有收涩作用，苦味具有泻下作用，咸味具有软坚润下的作用，但均不宜多食。一般来讲，咽炎患者不宜多食辛辣燥烈刺激之品，如辣椒、胡椒、狗肉、羊肉、烈酒、大葱、生姜、大蒜、浓茶等，对于急性咽炎及慢性咽炎急性发作的患者，应该避免食用这些食物。中医认为嗜食上述食物可损伤脾胃，酿生内热，致使火热上炎，不仅容易引发急、慢性咽炎，还不利于其治疗和康复。现代医学认为，若经常食用上述刺激性食物，可刺激咽喉部黏膜，引起咽部黏膜充血、水肿，致使咽炎病情加重。

当然，咽炎患者的食物宜忌并不是绝对的，根据每个人的个体差异不同，也可以适当食用一些刺激性食品。如烧菜时少量放些葱、姜、蒜之类，经加热和烹调等处理，这些刺激性食物的性味也会改变，此时不但无不良反应，还可起到调味作用，能祛腥消膻、增加食欲等。

07 适宜于咽炎患者食用的凉拌菜有哪些？

咨询： 我最近总感觉咽喉部疼痛不舒服，经检查诊断为咽炎，正在服药治疗。我知道咽炎患者应注意饮食调养，听说有一些凉拌菜能调养咽炎，有助于咽炎的治疗和康复，我想了解一下适宜于咽炎患者食用的凉拌菜有哪些？

解答： 凉拌菜又叫开胃菜，是人们喜爱的菜肴。人们之所以爱吃凉拌菜，因为少油、少盐，维生素和其他营养成分不易流失，符合现代注重养生和健康的饮食潮流。日常生活中人们常吃的凉拌菜有很多，其中有的不但吃着可口，还能调养咽炎，有助于咽炎的治疗和康复。下面介绍几种对咽炎有调养作用的凉拌菜。

（1）凉拌马齿苋

原料：马齿苋250克，十三香、食盐、米醋、香油各适量。

制作：将马齿苋洗净，放在沸水中焯一下，沥干水分，切成段状，放入盘子中，加入十三香、食盐及米醋、香油，拌匀即可。

用法：每日1~2次，佐餐食用。

功效：清热解毒。

适应证：肺胃热盛之急性咽炎。

（2）凉拌鱼腥草

原料：鱼腥草250克，食盐、味精、白糖各适量。

制作：将鱼腥草去杂质洗净，放在沸水中焯透，沥干水分，切成段状，放入盘子中，加入食盐、味精、白糖，拌匀即可。

用法：每日1次，佐餐食用。

功效：清热解毒，消肿止痛。

适应证：急、慢性咽炎咽部疼痛不适，辨证属热毒炽盛者。

（3）凉拌苦瓜丝

原料：苦瓜250克，葱丝、食盐、味精、香油、米醋各适量。

制作：将苦瓜洗净，切成细丝，入沸水中余5分钟，捞出沥干水分，之后放入盘中，加入葱丝、食盐、味精、香油、米醋，拌匀即可。

用法：每日1~2次，佐餐食用。

功效：清热解毒。

适应证：热毒壅盛之咽炎。

（4）香油拌菠菜

原料：鲜菠菜250克，香油、精盐各适量。

制作：将鲜菠菜洗净，用开水烫3分钟，捞起之后拌入香油、精盐即可。

用法：每日2次，佐餐食用。

功效：清热润肺。

适应证：肺胃热盛之急性咽炎及肺肾阴虚之慢性咽炎。

（5）梨丝拌萝卜

原料：白萝卜250克，雪梨100克，香油、食盐、味精各适量。

制作：将白萝卜洗净，切成细丝，用沸水焯一下捞出；雪梨洗净去皮，切成丝。把萝卜丝、雪梨丝一同放入盘中，放入香油、食盐、味精各适量，拌匀即成。

用法：每日1~2次，佐餐食用。

功效：清热化痰，生津润燥。

适应证：痰火郁结之慢性咽炎及急性咽炎咽部干痛、咳嗽痰多者。

（6）凉拌西瓜皮

原料：西瓜皮500克，食盐、味精、酱油、白糖、蒜茸、香油各适量。

制作：将西瓜皮洗净，削去表皮和残留的内瓤，切成薄片，加入食盐腌渍，挤去多余的水分，再加入蒜茸、酱油、白糖、味精、香油，拌匀即成。

用法：每日1~2次，佐餐食用。

功效：滋阴清热。

适应证：咽炎出现咽干口渴、头晕心烦等阴虚火旺症状者。

（7）凉拌萝卜菠菜

原料：白萝卜、菠菜各100克，香油、食盐、味精各适量。

制作：先将菠菜洗净，切成段状，入沸水中烫5分钟，捞出沥干水分；将白萝卜洗净，切成细丝。之后把菠菜、萝卜丝一同放入大碗中，加香油、食盐、味精，调拌均匀即可。

用法：每日1次，佐餐适量食之。

功效：清热下气，润肠通便。

适应证：急、慢性咽炎咽部干痒疼痛不适伴有大便干结者。

08 咽炎患者能选用保健补品吗?

咨询: 我患有咽炎,最近总感觉咽喉部不舒服,女儿给我购买了具有清利咽喉作用的保健补品,说能调养咽炎,让我服用一段时间。我不太放心,因为有人说保健补品不能乱用,我要问的是<u>咽炎患者能选用保健补品吗?</u>

解答: 这里首先告诉您,保健补品确实不能乱用。保健补品用之得当确可促进病体的康复,但病有当补与不当补之分,同时保健补品还有补阴补阳、补气补血等不同,保健补品不可滥用、过服。有的患者以为保健补品有益无损,多多益善,但往往适得其反。要根据患者的具体情况有目的、有针对性地选用保健补品,切不可不加分析地乱用。

咽炎患者能否选用保健补品呢?在众多的保健补品中,哪些适合咽炎患者食用?这都是咽炎患者较为关心的问题。大凡具有补养气血,补益肺肾,清热解毒,消肿利咽,滋阴润燥,改善或消除咽部疼痛、干痒、异物感等症状,增强机体免疫功能和抗病能力的保健品,对咽炎患者都是有利的,可以选用。只有少数保健补品滋腻碍胃,容易温阳生火、助湿生痰,对消除咽炎患者咽部疼痛、干痒、异物感等症状不利,这些保健补品咽炎患者不宜服用。

"补"的目的除立足于补充人体必需的营养成分外,还应包括调整人体脏器功能及物质代谢平衡，所以对咽炎患者来说，凡能增强机体抗病能力，改善咽部功能，促使阴阳平衡，减轻或消除咽部疼痛、干痒、异物感等自觉症状，对促进急、慢性咽炎顺利康复、防止病情反复有一定作用的药物和食物均有一定补益作用。百合、白萝卜具有祛痰止咳利咽的功能，麦冬、桔梗、胖大海等具有养阴润燥、利咽化痰等作用，有利于咽炎的防治，称得上咽炎患者的"补药"。咽炎患者要在医生的指导下按中医辨证论治的原则选用保健补品，不能光听广告。比如人参虽是名贵的补品，但并非每个人都可以用，气虚者可以适当选用，阳热炽盛者则忌用人参；甲鱼具有滋补阴津的功效，适宜于肝肾阴虚之患者，阳虚患者不宜应用。

趋补厌攻是病家的一大通病，常常干扰病变的进程而导致误治。徐灵胎在《医学源流论·人参》中针对当时喜补厌攻的风气，一针见血地指出滥用人参的害处，一般人只知道人参的滋补之功，而不知人参有"杀身破家"之害。病者吃人参致死"可以无恨"，而医家视其为"邀功避罪之圣药"。殊不知"人参一用，凡病之有邪者即死，其不得死者，终身不得愈"。保健品只能说是对某些病证有保健作用，能够包治百病的保健品是没有的，辨证论治是中医学的特色和优势，选用保健补品当以辨证为基础，我们要切记。

09 适宜于咽炎患者服食的粥类食疗方有哪些？

咨询：我最近总感觉咽喉部干痒不舒服，经检查诊断为咽炎。听说有些粥类食疗方能调养咽炎，消除咽喉部不舒服，正好我喜欢喝粥，准备试一试，但不知哪些适合咽炎患者，请问适宜于咽炎患者服食的粥类食疗方有哪些？

解答：喜欢喝粥是个好习惯，适宜于咽炎患者服食的粥类食疗方有很多，下面介绍一些简单易行者，供参考选用。

（1）玉枣粥

原料：玉竹 15 克，大枣 10 枚，大米 100 克。

制作：将玉竹洗净，水煎去渣取汁，之后把大枣、大米淘洗干净，与药汁一同倒入锅中，再加清水适量，共煮成粥即可。

用法：每日 2 次，分早、晚餐温热服食，或不拘时服。

功效：滋阴清热养胃。

适应证：肺胃热盛之急性咽炎、肺肾阴虚之慢性咽炎以咽干口渴为突出表现者。

（2）生地黄粥

原料：新鲜生地黄（或干地黄）适量，大米 100 克，蜂蜜30 毫升。

制作：将新鲜生地黄洗净后切段，榨取汁液（也可用适量的干地黄煎取汁液）备用。把大米淘洗干净，放入锅中，加入清水适量，武火煮沸后，入适量地黄汁液，改用文火慢煮，至米熟粥成，再加蜂蜜调匀即成。

用法：每日2次，分早、晚温热食用。

功效：清热生津。

适应证：咽炎出现咽干口渴症状者。

（3）黄瓜薏苡粥

原料：黄瓜150克，薏苡仁50克，大米100克。

制作：把黄瓜洗净、切成碎片，备用。把薏苡仁、大米分别淘洗干净，一同放入砂锅中，加入清水适量，武火煮沸后，改用文火煮粥，至薏苡仁、大米熟烂粥将成时，加入黄瓜碎片，再煮2~3分钟即可。

用法：每日1剂，分早、晚温热服食。

功效：清热养阴，解毒消肿。

适应证：肺肾阴虚型及痰火郁结型慢性咽炎。

（4）荸荠雪梨粥

原料：雪梨1个，百合15克，荸荠、大米各100克，冰糖适量。

制作：将雪梨洗净、去皮核，切成薄片；荸荠洗净、去皮切成小块状；百合洗净。把淘洗干净的大米放入锅中，加入清水适量，武火煮沸后，加入雪梨片、荸荠块和百合，改用文火慢煮，待粥将成时调入冰糖搅匀，再稍煮即可。

用法：每日1剂，分1~2次温热服食。

功效：清热生津，润肺止咳。

适应证：急、慢性咽炎出现咽部干痛不适、咽痒咳嗽症状者。

（5）萝卜桔梗粥

原料：桔梗 10 克，大米 100 克，新鲜白萝卜适量。

制作：将新鲜白萝卜洗净、切成细粒；桔梗淘洗干净、切碎。将白萝卜、桔梗与淘洗干净的大米一同放入锅中，再加入清水适量，共煮成粥即可。

用法：每日 1 剂，分早、晚 2 次温热服食。

功效：祛痰止咳利咽，消食导滞和中。

适应证：慢性咽炎咽部梗塞不适、吞咽不利、吭喀频作者。

（6）丝瓜虾皮粥

原料：丝瓜 500 克，虾皮 15 克，粟米 100 克，葱花、生姜末、精盐、味精、黄酒各适量。

制作：先将丝瓜削去薄层外皮，洗净后切成小块状备用。把粟米淘洗干净，放入锅中，加入清水适量，武火煮沸后改用文火煮粥，待米熟粥将成时，放入丝瓜块及虾皮，再加葱花、生姜末、精盐、味精，烹入黄酒，搅匀，继续煮至米熟粥成即可。

用法：每日 1 剂，早、晚随餐作主食服食。

功效：清热化痰，生津除烦。

适应证：咽炎以咽部干痒不适、咳嗽痰多为突出表现者。

10 适宜于咽炎患者服食的菜肴类食疗方有哪些?

咨询: 我今年36岁,患有咽炎,正在服药治疗。从电视上看到一位养生专家讲,可以用菜肴类食疗方调养咽炎,我很想食用一段时间,但不知道具体有哪些菜肴配方。请您告诉我<u>适宜于咽炎患者服食的菜肴类食疗方有哪些?</u>

解答: 适宜于咽炎患者服食的菜肴类食疗方有很多,下面介绍几则常用者供选用。

(1)炒丝瓜

原料:嫩丝瓜250克,植物油、蒜片、虾皮、酱油、食盐、香油各适量。

制作:将丝瓜刮去皮、洗净,切成片,放入盘中备用。炒锅上旺火,加入植物油烧热,放入蒜片、虾皮,翻炒出香味后下丝瓜片,再加食盐、酱油,继续翻炒至丝瓜片熟透,淋上香油即成。

用法:每日1~2次,佐餐食用。

功效:凉血解毒。

适应证:咽炎以咽部干痛不适为主要症状者。

(2)蜂蜜鸡蛋

原料:蜂蜜20毫升,香油少许,鸡蛋1枚。

制作：将鸡蛋打入碗中，搅匀，取沸水冲熟，调入蜂蜜和香油即成。

用法：每日 2 次，早、晚空腹服食。

功效：滋阴降火，生津润燥。

适应证：急、慢性咽炎。

（3）苦瓜牡蛎

原料：苦瓜 450 克，牡蛎 150 克，葱花、植物油、食盐、湿淀粉各适量。

制作：将苦瓜洗净，切成片；牡蛎洗净，用开水烫 10 分钟捞出。炒锅上旺火，放入植物油，烧热后投入葱花爆香，再下苦瓜片稍炒片刻，之后倒入适量清水，以中火烧至七成熟，加入牡蛎，继续煮至苦瓜和牡蛎熟透，用食盐调味、湿淀粉勾芡即可。

用法：每日 1 次，佐餐食用。

功效：清热解毒。

适应证：热毒壅盛之咽炎。

（4）百合炒芹菜

原料：鲜百合 200 克，芹菜 500 克，食盐、味精、白糖、黄酒、精制油、葱花各适量。

制作：将芹菜摘去根和老叶，洗净，放入沸水锅中烫透捞出，沥净水，大棵根部（连同部分茎）先竖刀切成 2~3 瓣，再横刀切成约 3 厘米长的段。百合去杂质后洗净，剥成片状。炒锅上火，放入精制油烧热，下葱花炝锅，随即倒入百合瓣、芹菜段继续煸炒透，烹入黄酒，加入白糖、食盐、味精及少许清水，翻炒几下，出锅装盘即成。

用法：当菜佐餐，随意食用。

功效：滋阴降火，养肺止咳。

适应证：咽炎以咽部干痒不适、咳嗽、频繁吭喀为突出表现者。

（5）素炒大白菜

原料：大白菜 250 克，植物油 10 克，酱油 25 克，食盐适量。

制作：将白菜洗净，切成段状，备用。炒锅上旺火，放入植物油，烧热后把切好的白菜放入锅中，用旺火快炒至半熟，放入酱油、食盐，再稍炒片刻至熟即可。

用法：每日 1~2 次，佐餐食用。

功效：解热除烦，养阴润燥。

适应证：急、慢性咽炎。

（6）荸荠糖醋木耳

原料：荸荠 100 克，水发黑木耳 200 克，植物油、酱油、白糖、食醋、水淀粉各适量。

制作：将荸荠去皮、洗净，切成片；水发黑木耳洗净，撒碎。炒锅上旺火，放入植物油，烧至八成热，入荸荠片、木耳翻炒几下，加清水少许，加盖焖片刻，再放入酱油、白糖、食醋，烧开后用水淀粉勾芡即成。

用法：每日 1~2 次，佐餐食用。

功效：清热生津。

适应证：肺胃热盛之急性咽炎及肺肾阴虚之慢性咽炎。

11 适宜于咽炎患者服食的汤羹类食疗方有哪些?

咨询: 我患有咽炎, 正在服药治疗, 听说有些汤羹味道鲜美, 并且具有较好的食疗作用, 很适合咽炎患者服食。正好我平时就喜欢喝些汤或羹, 麻烦您介绍一下适宜于咽炎患者服食的汤羹类食疗方有哪些?

解答: 确实像您听说的那样, 有些汤羹味道鲜美, 并且具有较好的食疗作用, 很适合咽炎患者服食, 下面介绍一些常用的汤羹食疗方。

(1) 茭白芹菜汤

原料: 茭白 30 克, 芹菜 50 克, 食盐适量。

制作: 将茭白洗净, 与洗净切条的芹菜一同放入锅中, 加入清水适量, 共煮成汤, 用食盐调味即成。

用法: 每日 2~3 次, 吃茭白、芹菜, 并喝汤。

功效: 清热除烦, 生津润肺。

适应证: 急、慢性咽炎。

(2) 蚌肉苦瓜汤

原料: 蚌肉 100 克, 苦瓜 250 克, 生姜末、十三香、精盐各适量。

制作: 先将蚌肉洗净切碎, 苦瓜洗净、去籽, 切成细丝, 之后一同放入锅中, 加入清水适量, 武火煮沸后, 改用文火继续煮至肉熟汤成，加入生姜末、十三香、精盐，再稍煮即可。

用法：每日 1 次，食蚌肉、苦瓜，并饮汤。

功效：清热解毒，除烦止渴。

适应证：急、慢性咽炎。

（3）绿豆海蜇汤

原料：绿豆、海蜇皮各 50 克。

制作：将海蜇皮洗净切成细条，绿豆淘洗干净，之后把绿豆、海蜇条一同放入锅中，加入清水适量，共煮成汤。

用法：食海蜇、绿豆，并饮汤，每日 1~2 次。

功效：清热生津，化痰止咳。

适应证：急、慢性咽炎。

（4）海蜇荸荠汤

原料：海蜇头 30 克，荸荠 6 枚。

制作：将海蜇头洗净切碎；荸荠去皮、洗净，切成片状。之后把海蜇粒与荸荠片一同放入锅中，加入适量清水，煮沸 10 分钟即可。

用法：每日 1~2 次，佐餐食用。

功效：养阴清热。

适应证：肺胃热盛之急性咽炎及肺肾阴虚之慢性咽炎。

（5）芹菜红枣汤

原料：芹菜 200 克，红枣 6 枚，白糖适量。

制作：将芹菜洗净、切碎，与红枣一同放入锅中，加入清水适量，武火煮沸后，改用文火慢煮，至芹菜、红枣熟烂汤成，再加入白糖，搅拌均匀即成。

用法：每日 2 次，空腹温热食用。

功效：清热泻火。

适应证：肺胃热盛之急性咽炎。

（6）鱼腥草瘦肉汤

原料：鱼腥草 60 克，猪瘦肉 100 克，食盐适量。

制作：将鱼腥草洗净切成段，猪瘦肉洗净切成小块，之后一同放入砂锅中，加入清水适量，武火煮沸后，改用文火慢炖，待猪肉熟烂，再放入食盐调味即可。

用法：每日 1 次，食肉并饮汤。

功效：清热解毒，润肺止咳。

适应证：咽炎以咽部干痛、咽痒咳嗽为主要表现者。

12 适宜于咽炎患者服食的滋膏类食疗方有哪些？

咨询： 我患有咽炎，知道饮食调养能改善咽炎引起的咽喉部不舒服，听说有些食疗方可制成滋膏，不仅服食方便，对咽炎还有很好的调养作用，想进一步了解一下。我要问的是<u>适宜于咽炎患者服食的滋膏类食疗方有哪些？</u>

解答： 正像您知道和听说的那样，饮食调养能改善咽炎引起的咽喉部不舒服，也确实有一些食疗方可制成滋膏，不仅服食方便，对咽炎还有很好的调养作用。下面介绍一些适宜于咽炎患者服食的滋膏类食疗方，供参考选用。

（1）青果膏滋

原料：鲜青果 5000 克，蜂蜜适量。

制作：将鲜青果水煎去渣取汁，之后将药汁煮沸收清膏，每 500 克清膏兑入蜂蜜 1500 克收稠膏，装瓶即可。

用法：每次 30 克，每日 2~3 次，用开水冲服。

功效：清热解毒，润燥利咽。

适应证：急性咽炎咽部疼痛不适，咽干口燥，干咳少痰者。

（2）百部蜜膏

原料：百部 500 克，蜂蜜适量。

制作：将百部加水煎煮 3 次，取汁浓缩，再加蜂蜜收膏即成。

用法：每次 1 小匙，每日 2~3 次，用开水送服。

功效：清肺化痰，利咽止咳。

适应证：慢性咽炎属肺阴虚咽部不适、咳嗽有痰者。

（3）橄榄膏滋

原料：鲜橄榄 4800 克，冰糖 12500 克。

制作：将鲜橄榄水煎 1 次，去核，再水煎 1 次，之后把两次药液混合，过滤浓缩，再加入冰糖收膏即成。

用法：每次 1 小匙，每日 2~3 次，用开水化服。

功效：清热解毒，化痰利咽。

适应证：急性咽炎咽喉肿痛、吞咽不利、咽干口燥者。

（4）芹菜蜜膏

原料：芹菜、蜂蜜各 250 克。

制作：将芹菜捣烂取汁，与蜂蜜调和煎熬成膏即成。

用法：每次 5 毫升，每日 3~4 次，温开水送服。

功效：清热利咽，生津润燥。

适应证：慢性咽炎咽干口燥者。

（5）川贝雪梨膏

原料：雪梨5个（去核后重约1000克），川贝10克，冰糖150克。

制作：将雪梨洗净去皮，切成小块状，之后与洗净的川贝一同放入砂锅中，水煎去渣取汁、浓缩，再加入冰糖收膏即成。

用法：每次1小匙，每日2~3次，用开水化服。

功效：清热润肺，化痰利咽。

适应证：急、慢性咽炎咽部干燥灼痛、咽痒咳嗽者。

13 风热侵袭型急性咽炎患者可选用哪些食疗方？

咨询： 我最近这两天总感觉咽喉部疼痛不舒服，中医大夫说属于风热侵袭型急性咽炎，可在服用中药治疗的同时配合食疗方进行调养，以提高疗效。我想了解一下风热侵袭型急性咽炎患者可选用哪些食疗方？

解答： 风热侵袭型急性咽炎主要表现为咽部疼痛较重，吞咽唾液时更为明显，咽部黏膜充血肿胀，伴有发热恶风，头痛，咳嗽痰黄，舌尖红，苔薄黄，脉浮数。其饮食调养宜以疏风清热、宣肺利咽为原则，食疗方可选用菊花粥、菊苗粥、瓜皮番茄汤、蒲公英绿豆汤等。

（1）菊花粥：用料为菊花末10克，大米50克。制作时将大米淘洗干净，放入锅中，加水煮粥，待粥熟时调入菊花末，再煮 1~2 沸即可。用法为每日 2 次，分早、晚温热服食。

（2）菊苗粥：用料为甘菊新鲜嫩芽或幼苗 70 克，大米 100 克，冰糖适量。制作时将菊苗洗净切细，水煎取汁，之后将药汁与淘洗干净的大米、冰糖一同放入锅中，再加清水适量，煮成稀粥即可。用法为每日 2 次，分早、晚温热服食。

（3）瓜皮番茄汤：用料为番茄 100 克，西瓜皮、冬瓜皮各 50 克。制作时将番茄、冬瓜皮、西瓜皮分别洗净，切成块状，一同放入锅中，加入清水适量，武火煮沸后，改用文火煮至番茄和西瓜皮、冬瓜皮熟透即成。用法为每日 1 次，食番茄、西瓜皮、冬瓜皮，并饮汤。

（4）蒲公英绿豆汤：用料为蒲公英 30 克，紫花地丁 20 克，绿豆 60 克。制作时将蒲公英、紫花地丁水煎去渣取汁，之后把药汁与淘洗干净的绿豆一同煮汤即可。用法为每日 2 次，空腹温热食用。

14 风寒袭表型急性咽炎患者可选用哪些食疗方？

咨询： 我最近这两天总感觉咽喉部疼痛不舒服，上网查了一下，从症状表现来看像是中医所说的风寒袭表型急性咽炎，我知道有些食疗方能调养咽炎，准备试一试，我要问的是风寒袭表型急性咽炎患者可选用哪些食疗方？

解答： 风寒袭表型急性咽炎主要表现为咽部轻微疼痛，吞咽不利，咽部黏膜淡红，伴周身不适，发热畏寒，咳嗽痰稀，鼻塞，流清涕，舌质淡红，苔薄白，脉浮紧。其饮食调养宜以辛温解表、疏风散寒为原则，食疗方可选用紫苏粥、银耳桔梗苗、葱姜萝卜煲豆腐、豆豉青豆烧荸荠等。

（1）紫苏粥：用料为紫苏10克，大米50克。制作时将紫苏水煎去渣取汁，之后把药汁与淘洗干净的大米一同煮粥即可。用法为每日2次，空腹温热食用。

（2）银耳桔梗苗：用料为银耳（干）50克，桔梗苗250克，葱丝、生姜末各5克，食盐、味精、植物油各适量。制作时将桔梗嫩苗去杂洗净，水发银耳洗净，备用。炒锅上旺火，加入植物油，烧热后放入葱丝、生姜末，煸香，再放入桔梗苗、银耳及食盐、味精，急速翻炒，断生入味即成。用法为每日1~2次，佐餐食用。

（3）葱姜萝卜煲豆腐：用料为白萝卜300克，豆腐200克，生姜、葱白、食盐各适量。制作时将白萝卜、豆腐分别洗净切成块状，之后一同放入锅中煮熟，再加入捣碎的生姜、葱白、食盐调味。用法为每日2次，分早、晚佐餐食用。

（4）豆豉青豆烧荸荠：用料为荸荠500克，豆豉、青豆、食盐、味精、料酒、清汤、生姜末、植物油各适量。制作时将荸荠洗净，去皮、切片；青豆淘洗干净。炒锅上旺火，放入植物油，烧热时入生姜末，煸炒出香味后下豆豉、青豆，再放入荸荠片，炒至八成熟，加清汤、食盐，再烧10分钟左右，用料酒、味精调味即成。用法为每日1~2次，佐餐食用。

15 肺胃热盛型急性咽炎患者可选用哪些食疗方？

咨询： 我是个乡村医生，经常有患者询问调养疾病的食疗方，在我遇到的急性咽炎患者中，中医辨证属于肺胃热盛型者较多，我知道不同的食疗方有不同的适用范围，请您告诉我**肺胃热盛型急性咽炎患者可选用哪些食疗方？**

解答： 肺胃热盛型急性咽炎主要表现为咽部疼痛较重或逐渐加剧，吞咽时痛甚，痰多而黄稠，咽喉梗塞明显，同时常伴有发热不恶寒，口渴喜饮，大便秘结，小便黄赤，查舌质红，苔黄，脉洪数。其饮食调养宜以泻热解毒、利咽消肿为原则，食疗方可选用槐花芹菜粥、三黄地胆粥、马齿苋绿豆汤、银花甘草绿豆羹等。

（1）槐花芹菜粥：用料为槐花20克，芹菜、大米各50克，红糖适量。制作时把槐花、芹菜分别淘洗干净，烘干研为细末，备用。将大米淘洗干净放入锅中，加入清水适量，武火煮沸后，改用文火煮粥，至米熟粥将成时，加入槐花末、芹菜末和红糖搅匀，再稍煮片刻即可。用法为每日1次，作早餐食用。

（2）三黄地胆粥：用料为大黄、黄连、黄芩、生地、龙胆草、当归各10克，大米100克，红糖适量。制作时将大黄、黄连、黄芩、生地、龙胆草、当归水煎去渣取汁，备用。之后把淘洗干净的大米放入锅中，加清水适量煮粥，待米熟粥将成时，加入药汁及红糖，再稍煮片刻搅匀即可。用法为每日2次，分早、晚空腹温热服食。

（3）马齿苋绿豆汤：用料为马齿苋250克，绿豆、猪瘦肉各100克，麻油、食盐、味精各适量。制作时将马齿苋去根及老茎，洗净切成段，备用。把绿豆淘洗干净，放入煲内，加清水适量，用文火煮约15分钟，再放入洗净切成小粒状的猪瘦肉以及马齿苋，继续煮至猪瘦肉熟烂，加入食盐、味精、麻油调味即可。用法为每日2次，分早、晚佐餐食用。

（4）银花甘草绿豆羹：用料为金银花30克，绿豆100克，甘草5克。制作时将金银花、甘草水煎去渣取汁，再以药汁煮绿豆成羹即可。用法为每日2次，分早、晚佐餐食用。

16 肺肾阴虚型慢性咽炎患者可选用哪些食疗方？

咨询： 我患有慢性咽炎，用过不少西药，效果都不太好，中医大夫说我属于肺肾阴虚型慢性咽炎，建议在服用中药汤剂的同时配合食疗方进行调养。但我还不清楚用什么食疗方，请问**肺肾阴虚型慢性咽炎患者可选用哪些食疗方？**

解答： 肺肾阴虚型慢性咽炎主要表现为咽部干痛不适，灼热感、异物感，或咽痒干咳，痰少而黏，症状朝轻暮重，可伴有午后潮热、两颧潮红、虚烦失眠、大便干燥、腰膝酸软等症状，查舌质红少津，苔少或花剥，脉细数。其饮食调养宜以滋养肺肾、降火利咽为原则，食疗方可选用百合生地粥、荸荠芹菜汤、乌龟百合汤、紫菜黄瓜汤等。

（1）百合生地粥：用料为生地30克，百合、大米各50克。制作时将生地洗净，水煎去渣取汁，之后把百合、大米淘洗干净，与药汁一同倒入锅中，再加清水适量，共煮成粥即可。用法为每日2次，分早、晚温热服食。

（2）荸荠芹菜汤：用料为荸荠100克，芹菜80克，荠菜60克，植物油少许，精盐、味精各适量。制作时将荸荠去皮洗净，十字切开；芹菜洗净切成小段（入沸水中焯一下）；荠菜洗净切碎。然后起油锅，加热后放入芹菜翻炒3分钟，加入荸荠和适量清水，煮沸5分钟后再加入荠菜，炖两沸放入精盐、味精调味即成。用法为每日2次，分早、晚服食。

（3）乌龟百合汤：用料为乌龟肉250克，百合50克，大枣10枚。制作时将乌龟肉洗净，切成小块，与洗净的百合、大枣一同放入砂锅中，加入清水适量，武火煮沸后，改用文火慢炖至乌龟肉熟烂即可。用法为每日1次，随量食肉喝汤。

（4）紫菜黄瓜汤：用料为水发紫菜250克，黄瓜100克，食盐、味精、酱油、麻油、素汤各适量。制作时将水发紫菜洗净，黄瓜洗净后切成片备用。锅中放入素汤，烧沸后放入食盐、酱油、黄瓜片，武火煮沸后，加入水发紫菜及味精，淋上麻油，再稍煮即成。用法为每日1~2次，食黄瓜、紫菜，并饮汤。

17 脾肾阳虚型慢性咽炎患者可选用哪些食疗方？

咨询： 我最近总感觉咽喉部像是有东西似的不舒服，中医大夫说我属于脾肾阳虚型慢性咽炎。我知道慢性咽炎患者要注意饮食调养，听说有些食疗方的效果不错，准备试一试，请问**脾肾阳虚型慢性咽炎患者可选用哪些食疗方？**

解答： 脾肾阳虚型慢性咽炎主要表现为咽喉微痛，哽噎不适，或干不思饮，饮则喜热汤，语声低微，精神不振，小便清长，大便溏薄，纳谷不香，手足不温，腰酸腿软，查舌质淡，苔白滑，脉沉细弱。其饮食调养宜以补益脾肾、温阳利咽为原则，食疗方可选用松芝核贝粥、山药莲子扁豆粥、山药银耳大枣汤、黑豆莲藕乳鸽汤等。

（1）松芝核贝粥：用料为松子仁、黑芝麻、核桃仁各20克，川贝15克，大米100克，蜂蜜适量。制作时先将松子仁、黑芝麻、核桃仁、川贝分别研为细末，之后与淘洗干净的大米一同放入锅中，加入清水适量煮粥，待粥将成时调入蜂蜜搅匀，再稍煮即可。用法为每日2次，分早、晚温热服食。

（2）山药莲子扁豆粥：用料为山药、桔梗、莲子、扁豆各15克，大米50克。制作时将山药、桔梗、莲子、扁豆分别洗净捣碎，之后与淘洗干净的大米一同放入砂锅中，加入清水适量，文火煮粥。用法为每日2次，分早、晚温热服食。

（3）山药银耳大枣汤：用料为鲜山药100克，银耳、冰糖各15克，大枣10枚。制作时将鲜山药去皮洗净，切成小薄片，盛入碗中，备用。银耳用冷水泡发，掰开，拣去杂质后撕成小朵状，与洗净的大枣一同放入砂锅中，加入清水适量，武火煮沸后改用文火再煮30分钟，加入山药片及冰糖，继续煮至汤稠即可。用法为每日1~2次，食山药、银耳、大枣，并饮汤。

（4）黑豆莲藕乳鸽汤：用料为黑豆50克，莲藕250克，陈皮1块，乳鸽1只，大枣4枚，麻油、食盐各适量。制作时先将黑豆放入铁锅中干炒至豆衣裂开，再用清水洗净，晾干备用。将乳鸽宰杀，去毛杂及内脏，洗净备用。把莲藕、大枣、陈皮洗净，莲藕切成块，大枣去核。取汤锅上火，加适量清水，用武火烧沸，入黑豆、莲藕、乳鸽、大枣和陈皮，用中火继续炖约3小时，加入食盐调味，淋上麻油即成。用法为当菜佐餐，随意食用。

18 痰火郁结型慢性咽炎患者可选用哪些食疗方？

咨询： 我最近总感觉咽喉部隐痛、发干、不舒服，西医说是慢性咽炎，中医说根据辨证属痰火郁结，听说慢性咽炎患者可用食疗方调理，我还不清楚用什么食疗方，请介绍一下痰火郁结型慢性咽炎患者可选用哪些食疗方？

解答：痰火郁结型慢性咽炎主要表现为咽部有异物感或痰黏着感明显，灼热发干，或有微痛，易恶心作呕，痰黏稠偏黄，伴有口臭，查舌质偏红或有瘀斑、瘀点，苔黄厚，脉细滑数。其饮食调养宜以化痰散结、养阴利咽为原则，食疗方可选用竹沥粥、梅花粥、川贝沙参粥、桔梗止咳汤等。

（1）竹沥粥：用料为鲜竹沥100毫升，大米100克。制作时将淘洗干净的大米放入锅中，加入清水适量煮粥，待粥将成时加入鲜竹沥（注：鲜竹沥为新鲜淡竹所含之汁液，制取方法为取新鲜淡竹约1米长，架在柴火上烧烤其中间部分，接取两端流出之淡黄色的液体）调匀，再稍煮至粥成即可。用法为每日1剂，分早、晚2次温热服食。

（2）梅花粥：用料为白梅花10克，大米100克。制作时将白梅花洗净备用。大米淘洗干净放入锅中，加入清水适量，文火煮至粥将成时，加入白梅花，再煮2~3沸，粥成即可。用法为每日2次，分早、晚温热服食。

（3）川贝沙参粥：用料为川贝10克，沙参15克，大米100克，冰糖适量。制作时将川贝研成细粉，沙参与淘洗干净的大米一同放入锅中，加入适量清水煮粥，待粥将成时加入川贝粉、冰糖，再稍煮至粥成即可。用法为每日1剂，分早、晚2次温热服食。

（4）桔梗止咳汤：用料为桔梗、紫菀各10克，猪肺300克，香油、食盐各适量。制作时先将猪肺洗净切成块状，之后与桔梗、紫菀一同放入锅中，加入清水适量，武火煮沸后，改用文火煮至猪肺熟烂，加香油、食盐调味即成。用法为每日1次，食猪肺并饮汤。

19 咽炎伴有便秘者可选用哪些食疗方?

咨询: 我患有咽炎,正在服药治疗,让人苦恼的是还伴有便秘,大便总是像羊粪一样坚硬难解,我知道不仅是咽炎,便秘同样需要注意饮食调养,可选用食疗方进行调理。我要问的是<u>咽炎伴有便秘者可选用哪些食疗方?</u>

解答: 咽炎伴有便秘者并不少见,对于咽炎伴有便秘的患者,饮食调养是最常采用的一种方法,可根据病情的不同选用适宜的食疗方进行调理。现选取几则常用者介绍如下。

(1)玉竹沙参粥

原料:玉竹12克,北沙参20克,大米50克,白糖适量。

制作:将玉竹、北沙参分别洗净,一同放入砂锅中,水煎去渣取汁,之后把药汁与大米一同煮粥,至米熟粥将成时,调入白糖,再稍煮片刻即可。

用法:每日2次,分早、晚服食。

功效:滋阴利咽,润燥通便。

(2)茼蒿炒笋丝

原料:茼蒿100克,莴笋150克,植物油、食盐、味精各适量。

制作:将茼蒿去老茎,洗净切成小段,莴笋去外壳,洗净切成细丝。炒锅上旺火，放入植物油，烧至八成热，入笋丝翻炒片刻，再加茼蒿段同炒，放入食盐，加水焖熟，用味精调味即成。

用法：每日 1~2 次，佐餐食用。

功效：清热利咽，润肠通便。

（3）薏苡仁百合汤

原料：薏苡仁 30 克，百合 12 克，白糖适量。

制作：将薏苡仁放入锅中，加入清水适量，武火煮沸后，改用文火煮至薏苡仁熟烂，加入百合再煮片刻，放入白糖调匀即可。

用法：每日 2 次，空腹温热食用。

功效：养阴润燥，润肠通便。

（4）醋熘白菜木耳

原料：白菜 120 克，水发木耳 3 朵，生姜片 2 片，香油、肉汤、淀粉、酱油、红糖、食醋、料酒各适量。

制作：将白菜洗净，帮切成 3~4 厘米大小的块，叶切成 4 厘米大小的块。炒锅上旺火，倒入香油烧热，投入生姜片，炒出香味后，放入白菜帮煸炒，再放入白菜叶翻炒，最后放入木耳翻炒均匀，加入肉汤和酱油、红糖、食醋、料酒，入味后把调好的水淀粉淋入锅内，轻轻搅拌一下勾芡即成。

用法：每日 1~2 次，佐餐食用。

功效：清热养阴，润肠通便。

（5）菠萝黄瓜土豆丁

原料：菠萝 1 个，嫩黄瓜 1 根，土豆 100 克，食盐、白糖各适量。

制作：将菠萝削皮、挖眼，切成小丁，放入加有食盐的凉开水中，浸泡 10 分钟捞出，放入盘子中；嫩黄瓜洗净，切成小丁，放入碗中，撒上食盐，腌制 10 分钟，沥去水分放入菠萝盘中；土豆去皮、洗净，切成小丁，入锅中煮熟，晾凉后放入盛有菠萝、黄瓜的盘子中，撒上白糖，拌匀即可。

用法：每日 1~2 次，佐餐食用。

功效：清热养阴，通利大便。

20 药茶调养咽炎有什么特点？

咨询：我今年 51 岁，患咽炎已有一段时间，正在服药治疗。听说适当饮用药茶能调养咽炎，消除咽炎引起的咽喉部隐痛、干痒等不舒服，正好我平时就喜欢喝茶，我想了解一下**药茶调养咽炎有什么特点？**

解答：您平时喜欢喝茶，这是个好习惯，但喝茶并不是多多益善，应做到适时、适量，对咽炎患者来说，合理饮茶是有好处的，药茶确实能调养咽炎。

茶不仅可单独冲泡饮用，也可与中药配合组成"药茶"冲泡或煎煮饮用，是人们日常生活中不可缺少的饮品。我国茶文化源远流长，历代医药学家都很重视茶叶的保健价值和对茶剂的研究，在浩如烟海的古医籍中记载了大量的药茶，如《外台秘要》中有消渴茶，《太平圣惠方》中记载有药茶方 10 余种，《食鉴本草》中亦有药茶方多种。《本草纲目》中说："茶饮之，使人益思、少卧、轻身、明目，利小便，去疾热。"合理的用茶不仅能爽神益智，对多种疾病还有辅助治疗调养作用。药茶就是应用某些中药加工制成茶剂，用于治疗调养有关疾病的一种独特防病治病方法。

药茶疗法对防病治病、养生保健起着重要作用，药茶有治疗效果而无明显不良反应，所用药物容易购买，并且配制简单，饮用方便，价格低廉，患者可以自己动手制作，故颇受人们喜爱，很多慢性病患者乐于采取药茶疗法进行调理。药茶也是人们调治咽炎的常用方法之一，急、慢性咽炎患者根据病情的不同选用适宜的药茶进行调理，确实能调和阴阳气血，调整脏腑功能，清热解毒，养阴润肺，活血化瘀，消肿止痛，达到改善或消除咽部疼痛不适等症状，促使疾病顺利康复，防止病情反复的目的。当然，药茶疗法也有一定的局限性，其作用较弱，见效较慢，过多饮用还可引发胃脘部不适等，所以在采用药茶疗法调理时，应注意适时适量，同时还应注意与药物治疗、饮食调养、起居调摄等其他治疗调养方法配合，以提高临床疗效。

21 如何用蜂蜜制成茶饮调养咽炎？

咨询： 我近段时间总感觉咽喉部不舒服，经检查诊断为咽炎。我知道蜂蜜具有清热解毒、润喉利咽等作用，以蜂蜜为主要用料制成的茶饮能调养咽炎，准备试一试，但不清楚如何配制。请您告诉我**如何用蜂蜜制成茶饮调养咽炎？**

解答：正像您知道的那样，蜂蜜具有清热解毒、润喉利咽等作用，以蜂蜜为主要用料制成的茶饮确实能够调养咽炎。下面简单介绍一下蜂蜜的作用，以及常用的以蜂蜜为主要用料制成的适宜于调养咽炎的茶饮。

蜂蜜亦称蜂糖，是由蜜蜂采集花粉酿制而成。蜂蜜是大自然赠予人们的奇异礼物，它不仅味道甜美，营养丰富，而且是治疗多种疾病的良药，被誉为"健康之友"。中医认为蜂蜜味甘，性平，具有滋养补中、化痰止咳、清热解毒、健脾益胃、养血护肝、润肠通便、缓急止痛、润喉利咽、益寿养颜、强壮身体等作用，是男女老幼皆宜的优良食品和良药。

据测定，蜂蜜中含有60多种有机和无机成分，主要成分是糖类，其中果糖占39%，葡萄糖占34%，蔗糖占8%，其次是蛋白质、糊精、脂肪、多种有机酸、酶类和维生素，故是滋补上品。现代研究表明，常吃蜂蜜可促进人体组织的新陈代谢，调整胃肠功能，增进食欲，改善血液循环，恢复体力，消除疲劳，提高性功能，增强记忆，润肺止咳，防止大便秘结、咽喉肿痛和痔疮、肛裂。因此，蜂蜜对体质虚弱者及高血压、冠心病、神经衰弱、慢性支气管炎、急性或慢性咽炎、贫血、失眠、便秘、咽喉肿痛、痔疮、肛裂、慢性胃炎、前列腺炎、前列腺增生等患者都是非常有益的。由于蜂蜜含有的多种氨基酸、维生素及其他营养物质在高温如加热到97℃以上时，其中的营养素几乎全被破坏，所以食用蜂蜜不能煮沸，也不宜用沸水冲服，最好用低于60℃的温开水冲服，或拌入温牛奶、豆浆、稀粥中服用。另外，食用蜂蜜要注意不吃生蜜，尤其是夏季产的生蜜，因为夏季野花众多，蜜蜂采了部分有毒野生植物的花粉，所酿的蜂蜜可引起中毒，夏季酿蜜需经化验加工后方可食用。

日常生活中以蜂蜜为主要原料制成的茶饮方较多，下面介绍几种适宜于调养咽炎者，以供选用。

（1）蜂蜜饮

原料：蜂蜜适量。

制作：取温白开水 1 杯，加入蜂蜜适量，搅拌均匀即可。

用法：每日 2~3 杯，随意饮用。

功效：清热解毒，润喉利咽。

适应证：急、慢性咽炎咽部不适、干痒疼痛者。

（2）二花蜂蜜饮

原料：金银花 10 克，蜂蜜适量。

制作：将金银花放入茶杯中，加沸水适量，加盖闷 15 分钟，去渣取汁，再加入蜂蜜适量，搅拌均匀即可。

用法：每日 1~2 剂，代茶饮用。

功效：清热解毒，润喉利咽。

适应证：急、慢性咽炎咽部不适、干痒疼痛者。

（3）木蝴蝶蜂蜜茶

原料：木蝴蝶、玄参、麦冬各 10 克，薄荷 3 克，蜂蜜适量。

制作：将木蝴蝶、玄参、麦冬、薄荷一同放入砂锅中，加入清水适量，煎取汁液，再兑入蜂蜜，搅拌均匀即可。

用法：每日 1 剂，代茶饮用。

功效：清热利咽，养阴生津。

适应证：慢性咽炎中医辨证属肺肾阴虚者。

（4）罗汉果蜂蜜饮

原料：罗汉果半个，雪梨 1 个，蜂蜜适量。

制作：将雪梨切碎，与罗汉果一同放入砂锅中，加入清水适量，煎取汁液，再兑入蜂蜜，搅拌均匀即可。

用法：每日1~2剂，代茶饮用。

功效：清肺利咽，生津润燥。

适应证：肺肾阴虚之慢性咽炎。

（5）蜂蜜核桃仁茶

原料：核桃仁50克，茉莉花茶3克，蜂蜜适量。

制作：将核桃仁、茉莉花茶分别研为细末，一同放入茶杯中，加沸水冲泡，加盖闷15分钟，调入蜂蜜，搅匀即可。

用法：每日1剂，代茶饮用。

功效：补肾益肺，清热解毒，润喉利咽。

适应证：慢性咽炎。

（6）胖大海蜂蜜茶

原料：胖大海3枚，蜂蜜适量。

制作：将胖大海放入茶杯中，加沸水适量，加盖闷15分钟，去渣取汁，再加入蜂蜜适量，搅拌均匀即可。

用法：每日1~2剂，代茶饮用。

功效：清肺化痰，润喉利咽。

适应证：急、慢性咽炎咽部不适、干痒疼痛、咳嗽有痰者。

22 如何用绿茶制成茶饮调养咽炎？

咨询：我今年43岁，患有咽炎，知道适当喝茶尤其是喝绿茶，对调养咽炎是十分有益的，也明白绿茶除单独冲泡饮用外，还可与中药配合制成药茶饮用，请您讲一讲**如何用绿茶制成茶饮调养咽炎？**

解答：绿茶是我国的主要茶类之一，是指采取茶树的新叶或芽，未经发酵，通过杀青、整形、烘干等工艺而制作的饮品。其成品的色泽和冲泡后的茶汤较多地保存了鲜茶叶的绿色格调。绿茶具有提神清心、清热解暑、消食化痰、去腻减肥、清心除烦、解毒醒酒、生津止渴、降火明目等多种作用，常饮绿茶能防癌、降脂、杀菌、消炎、抗衰老等。绿茶在我国被称为"国饮"，乃健康之液，调养慢性病的佳品。

绿茶对咽炎有较好的调养效果，急、慢性咽炎患者宜适当多饮绿茶。日常生活中绿茶除单独冲泡饮用外，还可与其他中药配合制成药茶饮用，下面介绍几种以绿茶为主要用料制成的适宜于调养咽炎的茶饮。

（1）绿茶饮

原料：绿茶5克。

制作：将绿茶放入茶壶中，用开水冲泡。

用法：每日1剂，当茶饮用。

功效：清热解毒，生津止渴，降火利咽。

适应证：慢性咽炎。

（2）槐菊茶

原料：槐花3克，菊花6克，绿茶4克。

制作：将槐花、菊花、绿茶一同放入茶壶中，用开水冲泡。

用法：每日1剂，当茶饮用。

功效：疏风清热。

适应证：急性咽炎。

（3）甘草绿茶

原料：甘草6克，绿茶4克。

制作：将甘草研为细末，与绿茶一同放入茶壶中，用开水冲泡。

　　用法：每日 1 剂，当茶饮用。

　　功效：清热解毒，消炎利咽。

　　适应证：慢性咽炎咽喉部疼痛不适者。

　　（4）桔梗绿茶

　　原料：桔梗 6 克，绿茶 4 克。

　　制作：将桔梗研为细末，与绿茶一同放入茶壶中，用开水
冲泡。

　　用法：每日 1 剂，当茶饮用。

　　功效：清热消炎，祛痰利咽。

　　适应证：急、慢性咽炎咽部肿痛不适、咳嗽痰多者。

　　（5）橄榄绿茶

　　原料：橄榄 2 个，绿茶 3 克。

　　制作：将橄榄洗净，切成两半，之后与绿茶一同放入茶杯
中，加沸水冲泡，加盖闷 15 分钟即可。

　　用法：每日 1 剂，代茶饮用。

　　功效：清热生津止渴。

　　适应证：慢性咽炎辨证属阴虚津伤者。

　　（6）款冬花茶

　　原料：款冬花、冰糖各 10 克，绿茶 2 克。

　　制作：将款冬花洗净，与冰糖、绿茶一同放入茶杯中，加
沸水冲泡，加盖闷 15 分钟即可。

　　用法：每日 1 剂，代茶饮用。

　　功效：润肺下气，止咳化痰。

　　适应证：咽炎咽部梗塞不适、吭喀不已、咳嗽痰多者。

23 如何用胖大海制成茶饮调养咽炎?

咨询： 我患有咽炎，正在服药治疗，自从患咽炎后我特别留意有关咽炎调养方面的知识，从报纸上看到胖大海具有清肺化痰、利咽开音之功效，用胖大海制成茶饮能调养咽炎，我要问的是<u>如何用胖大海制成茶饮调养咽炎?</u>

解答： 胖大海为梧桐科落叶乔木植物胖大海的成熟种子，中医认为其味甘、性寒，归肺、大肠经，具有清肺化痰、利咽开音、润肠通便之功效，可用于治疗肺热声哑、咽喉肿痛、咳嗽、燥热便秘以及头痛目赤等。胖大海不仅是化痰止咳、治疗咽喉肿痛的良药，将胖大海制成茶饮，也是人们日常生活中用于预防和调养急、慢性咽炎的常用饮品。

对急、慢性咽炎患者来说，宜适当多饮用胖大海制成的茶饮。除每次取2~4枚胖大海单独用沸水冲泡饮用外，还可与其他中药配合制成药茶饮用。下面介绍几种以胖大海为主要用料制成的适宜于调养咽炎的茶饮，以供咽炎患者选用。

（1）大海茶

原料：胖大海4枚。

制作：将胖大海放入保温杯中，加适量沸水冲泡，加盖闷15分钟即可。

用法：每日1剂，代茶饮用。

功效：清肺化痰，利咽开音。

适应证：急、慢性咽炎咽喉肿痛、咳嗽痰多、声音嘶哑者。

（2）胖梅饮

原料：胖大海、腌酸梅各3个，冰糖适量。

制作：将胖大海、腌酸梅一同放入砂锅中，加入清水适量，煎取汁液，再入冰糖充分搅拌，使其完全溶化即可。

用法：每日1剂，分早、中、晚3次，代茶饮用。

功效：清热生津，化痰利咽。

适应证：咽炎中医辨证属阴虚内热咽痛者。

（3）青果茶

原料：青果、麦冬各10克，胖大海12克。

制作：将青果、麦冬、胖大海分别洗净，之后一同放入砂锅中，加入清水适量，煎取汁液即可。

用法：每日1剂，代茶饮用。

功效：清热利咽，养阴生津。

适应证：急、慢性咽炎口干咽燥者。

（4）清热利咽茶

原料：胖大海3枚，金银花、玄参、生甘草各3克。

制作：将胖大海、金银花、玄参、生甘草分别洗净，之后一同放入茶杯中，加沸水冲泡，加盖闷15分钟即可。

用法：每日1剂，代茶饮用。

功效：清热养阴，解毒利咽。

适应证：急、慢性咽炎。

（5）大海银花茶

原料：胖大海3枚，金银花、玄参、穿心莲各3克，薄荷2克。

制作：将胖大海、金银花、玄参、穿心莲、薄荷分别洗净，之后一同放入茶杯中，加沸水冲泡，加盖闷15分钟即可。

用法：每日1剂，代茶饮用。

功效：疏风清热，滋阴利咽。

适应证：风热侵袭之急性咽炎及慢性咽炎复感风热急性发作者。

（6）双根大海饮

原料：板蓝根15克，山豆根、甘草各10克，胖大海3个。

制作：将板蓝根、山豆根、甘草、胖大海分别洗净，之后一同放入保温杯中，加沸水冲泡，加盖闷15分钟即可。

用法：每日1剂，代茶饮用。

功效：清热解毒利咽。

适应证：咽炎咽部疼痛不适，辨证属肺热火毒者。

24 如何用金银花制成茶饮调养咽炎？

咨询： 我今年42岁，患有咽炎，听说金银花具有很好的清热解毒作用，适当饮用金银花茶或金银花与其他中药配合制成的茶饮能治疗调养咽炎，我准备试一试，但不清楚如何配制，请问如何用金银花制成茶饮调养咽炎？

解答： 金银花亦称双花、二花，为忍冬科多年生半常绿缠绕性木质藤本植物忍冬的花蕾。其味甘，性寒，归肺、心、胃经，具有清热解毒、疏散风热之功效，可用于治疗痈肿疔疮、外感风热、温病初起、热毒血痢以及咽喉肿痛等。金银花不仅是临床常用的清热解毒药，也是日常生活中用于预防和调养"上火"的常用饮品，人们为了清内热、降内火，常用金银花泡茶饮用，就是这个道理。

金银花治疗调养急、慢性咽炎有较好的疗效，急、慢性咽炎患者宜适当多饮用金银花制成的茶饮。下面介绍几种以金银花为主要用料制成的茶饮，以供咽炎患者选用。需要说明的是，金银花其性苦寒，脾胃虚寒者忌用。

（1）金银花茶

原料：金银花 10 克。

制作：将金银花洗净，放入保温杯中，加适量沸水冲泡，加盖闷 15 分钟即可。

用法：每日 1 剂，代茶饮用。

功效：清热解毒，利咽消肿。

适应证：急、慢性咽炎咽喉肿痛者。

（2）银花菊花茶

原料：金银花、菊花各 10 克。

制作：将金银花、菊花分别洗净，一同放入保温杯中，加适量沸水冲泡，加盖闷 15 分钟即可。

用法：每日 1 剂，代茶饮用。

功效：清热解毒，疏散风热，利咽消肿。

适应证：急性咽炎咽喉肿痛者。

（3）银花薄荷茶

原料：金银花 10 克，薄荷 6 克。

制作：将金银花、薄荷分别洗净，一同放入保温杯中，加适量沸水冲泡，加盖闷 15 分钟即可。

用法：每日 1 剂，代茶饮用。

功效：清热解毒，疏散风热，利咽消肿。

适应证：急性咽炎咽喉肿痛者。

（4）桔梗二花甘草茶

原料：金银花、桔梗各 10 克，甘草 5 克。

制作：将金银花、桔梗、甘草一同放入砂锅中，加入清水适量，水煎去渣取汁。

用法：每日 1 剂，代茶饮用。

功效：清热解毒，祛痰止咳，利咽开音。

适应证：急、慢性咽炎咽部肿痛不适、声音嘶哑者。

（5）银花板蓝白糖茶

原料：金银花 10 克，板蓝根 60 克，白糖适量。

制作：先将金银花、板蓝根洗净，一同放入砂锅中，加入清水约 600 毫升，煎取药汁约 300 毫升，之后把白糖加入药汁中，调匀即可。

用法：每日 3 次，代茶饮用。

功效：清热解毒，利咽消肿。

适应证：急、慢性咽炎咽部肿痛不适者。

（6）龙井玫瑰银花茶

原料：金银花 10 克，龙井茶 3 克，干玫瑰花 6 克。

制作：将金银花、龙井茶、干玫瑰花一同放入茶杯中，加入适量开水，加盖闷 15 分钟即可。

用法：每日 1 剂，代茶饮用。

功效：清热解毒，理气解郁，利咽消肿。

适应证：急、慢性咽炎。

25 适宜于咽炎患者饮用的药茶有哪些？

咨询：我今年 27 岁，平时喜欢饮茶品茶，近段时间总感觉咽喉部不舒服，经检查诊断为咽炎，听说有些药茶能调养咽炎，我想试一试，但不清楚选用哪种药茶。我要问的是<u>适宜于咽炎患者饮用的药茶有哪些？</u>

解答：有些药茶适量饮用确实能调养咽炎，消除咽炎引起的咽喉部疼痛不舒服，下面介绍一些适宜于咽炎患者饮用的药茶，您可在医生的指导下根据自己的情况选择饮用。

（1）二鲜饮

原料：鲜藕、鲜白茅根各 120 克。

制作：将鲜藕洗净、切成小片，鲜白茅根洗净、切碎，之后一同放入砂锅中，加入清水适量，煎取汁液。

用法：每日 1 剂，不拘时代茶饮用。

功效：清热解毒。

适应证：咽炎咽部疼痛不适者。

（2）枇杷饮

原料：枇杷叶、鲜芦根各 10 克。

制作：将枇杷叶用刷子刷去毛，洗净烘干，芦根切片，之后一同放入锅中，加入清水适量，武火煮沸后，改用文火慢煮20~30 分钟即成。

用法：每日 1 剂，代茶饮用。

功效：清热养肺利咽，化痰止咳。

适应证：咽炎咽部干痒疼痛、咳嗽痰多者。

（3）麦地饮

原料：麦冬 60 克，生地 30 克。

制作：将麦冬、生地分别洗净，之后一同放入砂锅中，加入清水适量，煎取汁液即可。

用法：每日 1 剂，代茶饮用。

功效：养阴生津。

适应证：慢性咽炎咽干明显者。

（4）蒲公英茶

原料：鲜蒲公英 30 克。

制作：将鲜蒲公英放入砂锅中，加入清水适量，煎煮 20 分钟，去渣取汁即可。

用法：每日 1 剂，代茶饮用。

功效：清热解毒消肿。

适应证：咽炎咽部肿痛不适者。

（5）马齿苋茶

原料：鲜马齿苋 100 克。

制作：将鲜马齿苋放入砂锅中，加入清水适量，煎煮 20 分钟，去渣取汁即可。

用法：每日 1 剂，代茶饮用。

功效：清热解毒消肿。

适应证：咽炎咽部干痒、肿痛不适者。

（6）罗汉果茶

原料：罗汉果 1 个。

制作：将罗汉果洗净切碎，放入保温杯中，加沸水冲泡，加盖闷 15 分钟即可。

用法：每日 1 剂，代茶饮用。

功效：清肺化痰，止咳润喉。

适应证：咽炎以咽喉干燥不适、疼痛失音、干咳少痰为主要表现者。

（7）瓜皮荷叶茶

原料：新鲜西瓜皮 250 克，鲜荷叶 30 克。

制作：将新鲜西瓜皮、鲜荷叶分别洗净，切碎，一同放入砂锅中，加入清水适量，水煎去渣取汁。

用法：每日 1 剂，代茶饮用。

功效：清热生津止渴。

适应证：咽炎以咽干口渴为主要表现者。

（8）雪梨鲜藕汁

原料：雪梨、鲜藕各 500 克。

制作：将雪梨洗净，剥皮、去核，切成小粒；鲜藕洗净、去节，块成小粒。之后把雪梨粒、鲜藕粒混匀，用纱布绞汁即可。

用法：每日 1 剂，不拘时代茶饮用。

功效：清热化痰利咽，润肺止咳。

适应证：急、慢性咽炎咽干口燥、咽痒咽痛，咳嗽痰黏难咯者。

（9）紫草菊花饮

原料：紫草 15 克，菊花 10 克。

制作：将紫草、菊花一同放入砂锅中，加入清水适量，煎取汁液即可。

用法：每日1剂，代茶饮用。

功效：清热解毒。

适应证：急性咽炎。

（10）青果芦根饮

原料：青果10个，鲜芦根4支。

制作：将青果洗净去核，鲜芦根洗净切碎，之后一同放入砂锅中，加入清水适量，煎取汁液即可。

用法：每日1剂，代茶饮用。

功效：清热利咽，生津润喉。

适应证：急、慢性咽炎以咽干咽痛为主要症状者。

（11）雪梨青果茶

原料：雪梨1个，青果3枚。

制作：将雪梨洗净，去皮、核，切碎，用白糖浸渍半小时，再加入洗净捣烂的青果，之后一同放入茶杯中，加沸水冲泡，稍凉后即可。

用法：每日1剂，代茶缓慢咽服。

功效：养阴润燥，清热利咽。

适应证：咽炎以咽部干痛不适为突出表现者。

（12）雪梨罗汉果饮

原料：雪梨1个，罗汉果半个。

制作：将雪梨洗净，去皮、核，切碎；罗汉果洗净，打碎。之后把雪梨和罗汉果一同放入砂锅中，加入清水适量，煎取汁液即可。

用法：每日1剂，分早、晚2次，代茶饮用。

功效：养阴润燥，清热利咽。

适应证：咽炎以咽喉干燥疼痛为主要症状者。

26 应用药茶调养咽炎应注意什么?

咨询: 我是交通警察,最近总感觉咽喉部像是有个东西似的不舒服,经检查诊断为咽炎。我知道药茶能调养咽炎,想用药茶调养一段时间,听说应用药茶调养咽炎还有其注意点,请您讲一讲<u>应用药茶调养咽炎应注意什么?</u>

解答: 药茶确实能调养咽炎,您最近总感觉咽喉部像是有个东西似的不舒服,经检查诊断为咽炎,可以用药茶调养一段时间。为了保证药茶调养咽炎安全有效,避免不良反应发生,在应用药茶调养咽炎时,应注意以下几点。

(1)掌握好适应证:严防有禁忌证的咽炎患者应用药茶疗法进行调治。不论是急性咽炎还是慢性咽炎,对病情较轻患者而言,均可采用药茶疗法进行调治,以减轻或缓解咽部疼痛不适、异物感等症状,但对病情较重之患者,尤其是病情较重之急性咽炎患者,则非药茶疗法所适宜。对伴有严重心、脑、肺、肾等疾病的患者,也不宜单独应用药茶疗法。

(2)谨防原料霉变:加工制作药茶的原料茶叶和中药容易受潮霉变,如果出现霉变,不但没有香味和药用价值,而且含有真菌毒素,对人体危害极大,故应谨防药茶霉变。

(3)辨证选用药茶:由于药茶所选用中药的不同,不同药茶有其各不相同的适用范围,咽炎患者要在医生的指导下,全面了解药茶的功效和适应证，结合自己的病情辨证选用药茶，不加分析地乱饮药茶不但难以获取应有的调养咽炎的效果，还易出现诸多不适。

（4）妥善保管药茶：制作好的药茶宜置于低温干燥处密封保存，在潮湿的环境中不宜经常打开，以免受潮。不要与有异味的物品放在一起，以防串味。一次制作的药茶不要太多，防止时间久而变质。

（5）恰当服用药茶：药茶冲泡或煎煮后应尽量当日饮用完，不要放置时间太长，更不能服隔夜茶，避免被细菌污染变质。在饮用药茶时还应注意适当忌口，饮用药茶的量要适当，太少达不到调治疾病的效果，太多则易影响消化功能，出现不良反应，反而不利于咽炎的治疗康复。咽炎患者宜少量多次饮用，尽可能让其在咽部停留较长的时间。由于某些药茶比较苦，难以下咽，在不影响药茶疗效的前提下，可适当加些矫味品，如冰糖、白糖、红糖、蜂蜜、炙甘草等。

（6）注意配合他法：药茶疗法有一定的局限性，其作用较弱，见效较慢，在采用药茶疗法调养咽炎时，还应注意与药物治疗、饮食调养、起居调摄、情志调节等其他治疗调养方法配合，以提高临床疗效。

27 如何运用口型运动调养咽炎？

咨询： 我近段时间总感觉咽喉部不舒服，经检查诊断为咽炎，正在服药治疗。我知道咽炎患者应当注意自我调养，听说口型运动就能调养咽炎，我准备试一试，但不清楚该如何做。麻烦您告诉我如何运用口型运动调养咽炎？

解答： 咽炎是一种常见的上呼吸道炎症，患者以咽痛、咽痒、声音嘶哑、咽部异物感、频繁干咳等为突出表现，急性期若未及时正确的治疗，往往转变为慢性。口型运动是一种简单易行的治疗调养咽炎的方法，通常每天练习3~4次，每次3~5分钟。若能做到持之以恒，就可使咽部炎症逐渐得到改善，下面是具体练习方法。

（1）张口型运动：张开大口，上牙床向上，下颌骨使劲向下，口型大张，心里默念"啊"字。口腔内上腭使劲上挺，使腭垂尽量向上提起，口舌在口腔内做自然伸缩运动。通过这样的反复张口闭口，使患者咽部得到伸拉运动。

（2）收口型运动：张口型运动以后，口型变为收口型，心里默念"嗷"字。两腮里塌，口腔变窄，腭垂部分向上提起，下颌骨微向下拉开。舌在口腔内做自然伸缩运动。通过收口型运动，使咽部上下左右都随之运动。

（3）咧口型运动：咧嘴时，心里默念着"一"字，口型像

"一"字，运动时牵动整个脖子大筋，口腔也随口型变化而扯动，舌贴下牙床一上一下地使劲挤下牙床。通过这项运动，可使舌根得以充分活动，促进血液循环。

（4）错口型运动：在微微张开小口以后，下颌骨由右向左移动错开，形似老牛反刍。由右向左移动数次后，再由左向右移动数次。通过这种口型运动，使两侧咽壁受到牵动。

（5）嗫口型运动：小口型似小孩嗫奶状，运动时两肋往里抽，嘴像幼儿嗫奶。舌在口内形成条状蜷起，贴上腭一伸一缩运动，对上腭及咽形成运动按摩。这样运动出口水以后，将口水徐徐咽下，以润其喉。

（6）闭口型堵气运动：将双唇紧闭，而后在口内鼓气。由于双唇紧闭，故可使气流冲击咽部，以气流对整个口腔和咽部进行按摩，使口内产生大量津液，将这些津液徐徐咽下，以润咽喉，可使咽部干涩感消除。

28 怎样运用气息训练疗咽法和肺肾呼吸法调养慢性咽炎？

咨询： 我患有慢性咽炎，自从患病后就特别关注咽炎的自我调养知识，从报纸上看到运用气息训练疗咽法和肺肾呼吸法都能调养慢性咽炎，想进一步了解一下。请问怎样运用气息训练疗咽法和肺肾呼吸法调养慢性咽炎？

解答： 正像您从报纸上看到的那样，运用气息训练疗咽法和肺肾呼吸法都能调养慢性咽炎。下面分别介绍其练习方法，希望对慢性咽炎患者有所帮助。

（1）气息训练疗咽法：分放松入静、意守、叩齿和搓涌泉4个部分。放松入静时，取仰卧位，口目轻闭，舌轻抵上腭如发"舔"音之状，手平放体侧，呼吸自然、平缓细长。借呼吸放松身体各部，吸气时心想"静"字，呼气时心想"松"字，并放松身体的一部分，每次呼吸放松一个部位。放松部位的顺序是头、颈、肩、肘、手腕、手指、胸、腹、腰、胯、膝、脚踝、脚掌和脚趾。病在口内，因此头部（特别是口内）一定要完全放松，一次没有放松可再吸气重新呼气放松。身体放松后开始意守，先守涌泉穴数分钟，只要身体放松，片刻后脚、小腿甚至大腿可能会有酸、麻、胀感。若无此感，亦不必刻意追求，意守丹田穴或整个小腹数分钟，这时腹内常会作响。意守毕，轻轻叩齿72次，叩毕，以口中唾液分数口轻轻咽下，以意引入丹田。咽津毕，起坐于床上，以右手搓左脚之涌泉穴72次，再以左手搓右脚之涌泉穴72次，结束治疗。

（2）肺肾呼吸法：包括肺四气法和肾吹气法。肺四气法可先做咽津法，然后两手上举，用口呼鼻吸，呼气时配合默念"四"字，同时胸部略用力收缩。练习肾吹气法则宜取坐式，双手抱膝，静坐数分钟，心神宁静后，用口呼鼻吸，呼气时配合默念"吹"字，注意吸气宜深，吹气宜慢，可反复做。

29 怎样运用"赤龙搅海"气息训练法调养慢性咽炎？

咨询： 我们科室的王主任前些年患慢性咽炎，是运用"赤龙搅海"气息训练法调养好的，我也患有慢性咽炎，想练习赤龙搅海气息训练法，但不知道具体方法。我要问的是**怎样运用"赤龙搅海"气息训练法调养慢性咽炎？**

解答： "赤龙搅海"气息训练法将"赤龙搅海"与气息训练有机结合起来进行锻炼，坚持练习对调和气血运行、增强体质、增强机体抗病能力大有好处，也是调养慢性咽炎行之有效的方法。

练习时身体正直，两足分开与肩同宽，膝稍屈，百会顶天，项直、沉肩、含胸拔背，左手里、右手外，相叠置于脐下一寸处（气海穴），闭口、舌抵上腭，微闭眼，自然呼吸。全心入静，排除一切杂念，意守丹田。入静后，将舌在口中连续不停地搅动，此谓"赤龙搅海"，使口中唾液不断地增加分泌，待唾液满口时，分3次随气徐徐咽下，并用意念送至丹田。此时的唾液不同于一般唾液，古人称之为"琼浆""甘露""金津""玉液"。吞咽此"华池之水"（津液），将使"玉液"还丹，有"炼津化精"之功。如此法反复练习6次。之后双手合十，置于脸鼻前，以两手拇指扣住下颌，微张嘴，放松下颌，意念从丹田移守足心涌泉穴，然后将相合着的双手向前、向上不停地颤动，使放松的下颌随手的颤动而一松一合，带动下牙叩击上牙，发出"叩、叩"之声响，一般以每分钟 120 次左右的速度为宜。随着上下牙不断互叩和双唇的颤动，将会有一股津液从舌根下源源不断地聚积于口中，待到津液满口时，仍以上法分 3 次随气徐徐咽下，并用意念送至丹田。如此重复全套动作 3 次，最后用双手搓面摩头各 36 下，结束治疗。

30 怎样运用三条线气息训练法调养慢性咽炎？

咨询： 我不仅体质较弱，还患有慢性咽炎，正在服药治疗。听说坚持练习三条线气息训练法既能扶正补虚、增强体质，还能调养慢性咽炎，我准备试一试，但不清楚如何练习，请问**怎样运用三条线气息训练法调养慢性咽炎？**

解答： 慢性咽炎病程较长，常因患者体质虚弱而不易根治或容易复发，同时有些人还患有胃肠道疾病，可能难以坚持服用治疗咽炎的药物。三条线气息训练法不仅能调和气血，扶正补虚，增强体质，还能调养慢性咽炎，只要有恒心坚持练习，对咽炎的防治很有益处。下面介绍一下调养慢性咽炎简单易行的三条线气息训练法。

取坐式或站式，心中默念"松"字，沿身体的前面、后面和两侧 3 条线，依次进行肌肉放松运动。操练第一条线（身体前面线）时，由头顶百会穴开始放松，然后向前运行到面部放松，再下行到颈部放松，继而依次进行胸部放松和腹部放松，再由腹部到两大腿前面肌肉放松，下行到两小腿前面肌肉放松以及两足背放松，最后达到两足趾放松。休息片刻后，再从头开始放松，练习放松运动一遍。操练第二条线（身体后面线）时，也由头顶百会穴开始放松，但是向后运行放松后枕部及后颈部，再下达到背部肌肉放松及腰部肌肉放松，继而下达臀部肌肉放松，转到两大腿后面肌肉放松和两小腿后面肌肉放松，下行两足跟放松，最后两足底放松，然后在足心涌泉穴上意念放松 2~5 分钟，即完成一遍。再重复进行一遍。操练第三条线（身体两侧线）时，仍然由头顶百会穴开始放松，但向头顶两侧颞部运行，先使颞肌放松，继而两侧颈部肌肉放松和两肩部肌肉放松，再放松两上臂肌肉和两前臂肌肉，最后放松两手掌肌肉，然后意念松弛两手心劳宫穴 1~2 分钟，即完成一遍。再重复练习一遍。

31 耐寒锻炼对身体健康有什么益处？

咨询： 我今年 47 岁，患慢性咽炎已数年，每逢冬天都会发作或加重。听说耐寒锻炼能增强体质，提高身体抗病能力，像我这样的情况可以通过耐寒锻炼进行自我调养，我是半信半疑。我要问的是耐寒锻炼对身体健康有什么益处？

解答：所谓耐寒锻炼，是指通过体育锻炼的方式，提高机体自我抵抗寒冷的能力，从而达到强身健体、防治疾病的目的，慢性咽炎患者确实适合耐寒锻炼。耐寒锻炼能给身体健康带来很多益处，主要表现在以下几个方面。

（1）有效提高机体抗病能力：耐寒锻炼是提高机体抗病能力行之有效的方法。有研究表明，冬泳者的免疫球蛋白 A、免疫球蛋白 C、免疫球蛋白 M 的水平处于正常平均值的上限，尤其是免疫球蛋白 A 明显增加。有关机构曾对参加冬泳前后的人群做过年均感冒发生次数的统计，冬泳前 60 岁以下组为 3.8 次，60 岁以上组为 4.3 次，冬泳后 60 岁以下组无感冒，60 岁以上组仅为 1 次，其病程也明显缩短。耐寒锻炼还使得慢性鼻炎、鼻窦炎、咽喉炎、牙周炎、急性或慢性支气管炎等的发病率明显下降。

（2）提高心血管系统的功能：寒冷刺激下，皮肤血管收缩，大量血液进入内脏组织，使内脏器官血管扩张，继之皮肤血管扩张，大量血液又从内脏流入体表。这种一缩一张的"血管体操"使全身血管得到了锻炼，增强了血管弹性，还能扩张冠状动脉，从而改善了心脏代偿功能和工作能力，有助于防治心血管疾病，延缓衰老。

（3）提高神经系统调节功能：经常性的耐寒锻炼有助于改善大脑皮质下的体温调节中枢功能，增强人体反应灵敏性。当人体一旦受到寒冷空气的刺激，大脑皮质能更快、更准确地调节身体的产热和散热过程，以保持体温恒定。同时耐寒锻炼还能克服锻炼者的畏寒情绪，从心理上促使呼吸、血压、心跳产生良好反应，使身体产热增加以抵御寒冷。此外，耐寒锻炼还能相应提高颈、胸、腰等处脊神经对冷热刺激的传导功能，使人体内外协调一致，大幅度提高抗寒能力。

（4）提高机体的新陈代谢率：耐寒锻炼能加快体内物质代谢，使身体对胰岛素敏感性增强，糖原储备增多，对糖尿病的防治具有独特的效果。耐寒锻炼还使血液中纤维蛋白酶、脂肪酶活性增强，降低血液低密度脂蛋白、三酰甘油的含量及分解沉积在血管壁上的粥样硬化斑块，这对预防和减少脂质代谢异常、心肌梗死、脑卒中等大有好处。

（5）提高皮肤抗寒耐寒能力：耐寒锻炼还能有效提高皮肤抗寒耐寒能力。皮肤受到寒冷刺激5分钟后，坚持耐寒锻炼者的皮肤温度可较快地恢复正常，而一般人则需要10分钟左右。这是由于耐寒锻炼后体内产热量明显增加，显著提高了人体对寒冷的抵御能力。另外，也与耐寒锻炼后皮肤的热传导功能增强有关。

32 咽炎患者进行耐寒锻炼的方法有哪些？

咨询：我患慢性咽炎已4年，每逢寒冷的冬天就频繁发作。又快进入冬季了，听说耐寒锻炼能预防调养咽炎，我准备现在开始进行耐寒锻炼，但不知道有哪些锻炼方法。请您告诉我<u>咽炎患者进行耐寒锻炼的方法有哪些？</u>

解答：这里首先告诉您，耐寒锻炼确实能预防调养咽炎。

耐寒锻炼的方法有多种，就咽炎患者来说，可根据自己的情况选择室外耐寒锻炼、简易耐寒按摩或适当冷水锻炼。

（1）室外耐寒锻炼：积极的室外活动能改善身体健康状况，增强机体抗病能力，咽炎患者可采取早晚散步呼吸新鲜空气、适当快走、慢跑、练习太极拳、练习祛病延年二十式等方式进行体育锻炼，增强耐寒能力。当然室外活动要量力而行，要注意保暖，根据气温变化和锻炼情况及时增减衣服，活动后要及时擦干汗液，避免在风凉处消汗，以防受凉感冒。同时急性咽炎患者应注意休息，室外耐寒锻炼最好在咽炎痊愈后进行。

（2）简易耐寒按摩：是提高机体耐寒能力的有效方法，可用手摩擦头面部及上下肢的暴露部分，每日数次，每次数分钟，到皮肤微红为止。穴位按摩对预防感冒、急性咽炎、慢性咽炎急性发作和慢性支气管炎急性发作有肯定的疗效，可选用擦鼻梁、按摩风池穴、按摩迎香穴的方法进行耐寒按摩。①擦鼻梁：用两手食指擦摩鼻梁两侧，至有热感为止。②按摩风池穴：用两手掌心或手指前端按摩两侧风池穴，每次按摩 30~60 下，每日按摩 2~3 次。③按摩迎香穴：用食指尖侧面轻轻揉按迎香穴 1~3 分钟，每日按摩 2~3 次。

（3）适当冷水锻炼：通常把水温低于 20℃的水称为冷水。一般冷水锻炼就是用冷水洗手、洗脸、洗脚和揉搓鼻部，逐渐用冷水擦洗面部、颈部，通常每次 5~10 分钟，每日 1~2 次，1 个月后可逐渐擦洗四肢至全身，四季不断。冬季因寒冷可改为温水擦洗，并逐步向冷水浴过度。

冷水浴是指在水温 12~20℃的水中冲洗或擦浴。冷水浴有多种形式，作用最轻的是擦浴（冷水擦身），其次是冲浴（冷水洗身）、淋浴、盆浴，作用最强的是在低温下游泳（即冬泳）。

冷水浴是冷水锻炼的特别形式，冷水浴不仅可锻炼皮肤血管神经，加速血液循环，促进新陈代谢，同时也锻炼了高级神经系统和全身其他器官，提高它们适应客观环境变化的能力，所以冷水浴有强身健体、防病治病的作用。进行冷水浴要从简单的方式开始，先练习擦洗和冲洗，经相当时间锻炼，身体逐渐适应后再进行淋浴和盆浴。冬泳则只限于有特殊训练的人。每次进行冷水浴前需先行温水擦身淋浴，然后逐渐降低水温，一般不要低于 12℃。

33 咽炎患者进行耐寒锻炼需注意什么？

咨询： 我是化工厂工人，患慢性咽炎已数年，通常于冬季寒冷的天气发作或加重，吃过不少中药、西药，还冷冻过，效果都不太好。听说可以通过耐寒锻炼进行调养，我准备试一试，请问咽炎患者进行耐寒锻炼需注意什么？

解答： 咽炎患者确实可以通过耐寒锻炼进行调养。为了保证耐寒锻炼安全有效，避免不良事件发生，咽炎患者在进行耐寒锻炼时，应注意以下几点。

（1）耐寒锻炼的方法有多种，咽炎患者可在医生的指导下有选择地进行耐寒锻炼，室外耐寒锻炼和简易耐寒按摩是最常用的耐寒锻炼方法。

（2）耐寒锻炼要从温暖的夏季或晚春开始，循序渐进，慢慢适应，坚持不懈，千万不可急于求成。不要突然用冷水洗脸或进行冷水浴，否则会适得其反。

（3）急性咽炎、慢性咽炎急性发作、感冒发热，或患有其他急性疾患时，要停止冷水锻炼，尤其是冷水浴，室外耐寒锻炼也应停止。

（4）体质较弱、急性咽炎、慢性咽炎急性发作者，可以采取一般冷水锻炼的方法，如冷水洗脸、洗手及搓擦面、颈、四肢等，不要勉强进行冷水浴。

总之，耐寒锻炼要有毅力，持之以恒，只有坚持才能见效。从夏练至冬，从冬练到夏，天气好时在室外做操、打太极拳、练习祛病延年二十式、散步、慢跑等，天气差时在室内冷水擦身及进行其他锻炼，常年不辍，无疑可使机体增强耐寒能力，少受凉感冒，预防急性咽炎的发生和慢性咽炎急性发作。

34 咽炎患者起居养生的要点有哪些？

咨询：我今年57岁，患咽炎已很长一段时间，正在服用药物治疗。我知道咽炎患者应当注意起居养生，保持规律化的生活起居，但具体怎么做还不是太清楚，麻烦您告诉我咽炎患者起居养生的要点有哪些？

解答：起居养生又称起居调摄，即通过科学合理的生活方式来达到促进健康、治疗疾病目的的一种自我调养方法。生活是丰富多彩的，影响生活质量、有碍于健康的行为也是多种多样的，生活无规律、饮食失调、居住环境污染、不良的生活习惯等，不仅是导致咽炎发生的重要因素，也直接影响着咽炎的治疗和康复。因此，重视生活起居的调摄，消除日常生活中的不良习惯，不仅是预防急慢性咽炎发生的重要一环，也是改善或消除咽炎患者咽部疼痛、干痒、异物感等症状，促进咽炎顺利康复的重要手段。

《内经》中说："起居有常，不妄劳作。"良好的生活习惯有助于保持机体各系统平衡、协调，有节奏地工作，咽炎患者应选择良好的居住环境，科学地安排每一天的生活，做到生活有规律，起居有常，劳逸有度，并保持良好的睡眠，注意饮食调养。

（1）选择良好的居住环境：居住环境不良，空气污染，比如乔迁新居后室内装修导致的有害气体影响，大都市雾霾的存在，居住房间通风不良等，都是引发咽炎的重要环境因素，也不利于咽炎的治疗和康复，所以咽炎患者要选择良好的居住环境，远离这些环境污染之地，居室保持良好的通风等。

（2）保持规律化生活起居：规律化的生活起居是咽炎患者得以顺利康复的必要条件，咽炎患者一定要注意起居调摄，合理安排生活和工作，做到生活有规律。每天按时睡觉，按时起床，按时用餐，养成有节奏、有规律的生活习惯，使生活顺从人体生物钟的节拍，不要因为工作、社交活动、家庭琐事或娱乐破坏正常的作息时间。

（3）坚持适当的运动锻炼：运动锻炼也是起居调摄的一项基本内容，对增强体质，促使咽炎顺利康复，避免病情反复大有好处。咽炎患者可根据自己的工作、身体条件，在医生的指导下选择适宜于自己的锻炼项目进行锻炼，并长期坚持，三天打鱼、两天晒网是不会取得应有的效果的。

（4）重视日常饮食的调养：咽炎患者的饮食问题是患者及其家属普遍关心的问题，调配好咽炎患者的饮食，不仅可保证营养，改善或消除咽部疼痛不适、干痒、异物感等自觉症状，对促进病情顺利康复、防止病情反复也有重要意义。不良的饮食习惯必须纠正，一定要做到合理饮食，科学进餐。

35 咽炎患者自我调养应注意什么？

咨询：我今年49岁，患有咽炎，正在服药治疗，我知道疾病是三分治疗，七分调养，咽炎患者除必要的药物治疗外，还应重视自我调养。听说自我调养还有需要注意的地方，请您讲一讲咽炎患者自我调养应注意什么？

解答：为了配合治疗，使咽炎顺利康复，咽喉患者必须注意自我调养。咽炎患者在自我调养中，应特别注意以下几点。

（1）保持心情舒畅和情绪稳定，避免精神紧张、焦虑、激动等，合理安排生活和工作，做到生活有规律，注意劳逸结合，急性发作期尤其应注意休息。

（2）注意饮食调养，进食要定时定量，不可过饥或过饱，养成良好的饮食卫生习惯，注意细嚼慢咽。饭菜要适口，易于消化，饮食宜富含蛋白和维生素，宜少吃多餐。忌食刺激性食物，如浓茶、咖啡、饮料、油炸食品、辛辣食品等，忌过烫或过冷的食物，少吃过甜或过咸的食物，戒除吸烟、饮酒，适当多饮水。

（3）积极参加适宜的运动锻炼，以增强体质，多进行室外活动，呼吸新鲜空气，增强机体对冷热的适应力，提高机体抵抗力。重视口腔和鼻腔卫生，预防感冒。

（4）要选择良好的居住环境，平时注意保护嗓子，掌握正确的发声方法，做到科学用嗓，避免高声喊叫，长时间讲话后不马上喝冷饮。

（5）在医生的指导下根据病情的需要正确合理地服用药物，禁用对咽部有明显刺激的药物，避免对咽部造成进一步损害。做到定期检查，注意病情的变化，若有异常应及时到医院诊治，以免延误病情。